基于骨美学的额面部整形与重建技术

主编 王旭彬

天津出版传媒集团
天津科技翻译出版有限公司

图书在版编目(CIP)数据

基于骨美学的额面部整形与重建技术 / 王旭彬主编
. —天津:天津科技翻译出版有限公司,2023.2
　　ISBN 978-7-5433-4239-2

　　Ⅰ.①基…　Ⅱ.①王…　Ⅲ.①面－整形外科学　Ⅳ.
①R622

　　中国版本图书馆 CIP 数据核字(2022)第 071705 号

基于骨美学的额面部整形与重建技术
JIYU GUMEIXUE DE EMIANBU ZHENGXING YU CHONGJIAN JISHU

出　　　版:天津科技翻译出版有限公司
出 版 人:刘子媛
地　　　址:天津市南开区白堤路 244 号
邮政编码:300192
电　　　话:022-87894896
传　　　真:022-87893237
网　　　址:www.tsttpc.com
印　　　刷:北京虎彩文化传播有限公司
发　　　行:全国新华书店
版本记录:787mm×1092mm　16 开本　10.25 印张　230 千字
　　　　　2023 年 2 月第 1 版　2023 年 2 月第 1 次印刷
定　　　价:88.00 元

编者名单

主 编

王旭彬

副主编

杨佳健　张元龙　罗宇康　刘　洋
吴　灿　朱亿恒　李洪生

编 委（按姓氏汉语拼音排序）

李　闯　李洪生　李志华　林　勇
刘　洋　罗宇康　马高锋　苏锦和
孙　炜　孙天顺　王　东　王旭彬
吴　灿　杨　煜　杨承烨　杨佳健
尹建恩　张　燚　张元龙　张泽昂
钟文韬　朱亿恒

前　　言

　　随着社会的日益进步，人们对美的追求越来越高。继割双眼皮、填充玻尿酸等微整形手术走红后，诸如颌面整形的高难度手术备受追捧，爱美人士期望通过面部轮廓的整形来重塑容颜，拥有"瓜子脸""小 V 脸"，做"骨相美人"。其实，颌面整形和鼻整形对技术、器械等方面的要求很高，而且具有一定的风险性，可以说，整形是一项难度高、风险高的手术，一旦操作不当，很容易伤及丰富的面部神经和血管，造成难以弥补的遗憾。因此，笔者编写了《基于骨美学的额面部整形与重建技术》一书，以飨读者。

　　本书主要介绍了以下内容：珊瑚羟基磷灰石颗粒的资料背景及临床应用，珊瑚羟基磷灰石颗粒在颅面整形美容手术中的应用和手术部位，面部骨骼轮廓整形概述，上、下颌前突畸形的整形治疗，下颌角肥大的整形治疗，颧骨颧弓肥大的整形治疗，颅颌面双侧不对称畸形的整形等。希望读者可以通过本书不断提升"美学"思维，促进整形行业高质量良性发展。

　　本书虽然几经审校，但错误和不足之处仍难以避免，恳切希望得到广大读者的批评和指正。

王旭彬

2022 年 8 月

目 录

第一章
珊瑚羟基磷灰石颗粒的资料背景及临床应用

第一节　珊瑚羟基磷灰石的研发背景

一、珊瑚

珊瑚（图 1.1）由珊瑚虫堆积而成，是一种具有植物特性的动物，属群居性低等无脊椎动物。珊瑚虫既是无脊椎动物，又是腔肠动物，是珊瑚的基本单位。珊瑚在沿着赤道的温暖清澈、无污染的海水中旺盛生长。珊瑚虫分泌的钙质骨骼，沉积出一个相互连通的多孔结构，主要由以文石晶体形式存在的碳酸钙组成。

珊瑚有两种存在形式：一种是软体形式，没有明显的无机结构；另一种是硬体形式，即通常说的石珊瑚或称珊瑚礁。这些珊瑚礁是由许多单个动物组成的群落，这些单个动物叫作珊瑚虫。珊瑚虫只在珊瑚的外表面生长，在那里它们可以得到养分和阳光。珊瑚虫从它们外胚层分泌的骨骼中长出来，于是就形成了珊瑚头。

珊瑚虫沉积出的相互连通的多孔骨骼，主要由以文石晶体形式存在的碳酸钙组成。文石相对不稳定，在受热或者相当长的时间之后便转变为热力学上更稳定的方解石。无机的骨骼在珊瑚虫的肠系膜上直接形成，类似于哺乳动物牙本质上沉积珐琅质的过程。也就是说，该骨骼是一种复合结构，主要由含极少量有机基质的碳酸钙构成。

多孔结构就在珊瑚虫内和珊瑚虫之间。随着珊瑚虫生长，它们柔软的身体死亡、分解，又会有新的珊瑚虫在前辈的骨骼上生长，经过数百年甚至数千年，形成一个相互连通的多孔网状结构。有些品种的珊瑚，由于其特有的骨骼结构，适合骨长入。滨珊瑚和角孔珊瑚便是满足这些要求的两个种属。它们在自然界广泛存在，并且以大的半球形生长。尤其是生长在南太平洋热带海域的珊瑚，纯净无污染，品质最为出色，从而成为理想的骨植入材料。

二、骨及多孔骨替代物

骨是一种复合结构，由细胞、水、有机基质和无机盐组成。有机成分包括细胞、胶原和大分子，能够刺激免疫反应。但是无机成分具有良好的生物相容性，不会造成免疫反应。这些钙盐，主要是磷酸钙，约占骨重

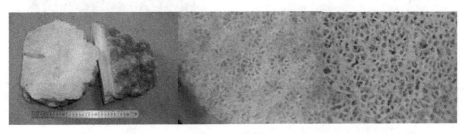

图 1.1　珊瑚。

1

量的 75%。其主要成分是以亚晶体（纳米晶体）形式存在的磷酸钙化合物，叫作羟基磷灰石。其他的钙盐，包括碳酸钙，也有较少的数量。

钙盐，尤其是羟基磷灰石和碳酸钙，具有良好的生物活性和骨传导性。用这些自然界存在的钙盐作为骨移植替代物的结构成分，几十年来一直是科学家的研究方向。把合适的钙盐制成适当的三维结构，使骨能够长入特定的区域，是一项极具智慧的工作。根据骨移植的经验，应用多孔结构能使软组织和骨在孔的空间内再生。但是，仅有多孔结构并不适合骨长入，有相互连通的多孔结构是重要的先决条件。

尽管有不同的观点，但研究一致表明，骨长入多孔植入物的必需条件为孔径 100～500μm。在 20 世纪 70 年代早期，克莱姆森大学的材料科学家就做了重要的研究。他们指出，对于紧邻骨的植入物，相互连通的孔的直径决定了长入其多孔结构的组织的种类。要再生为矿化的骨，相互连通的孔径必须＞100μm；如果孔径为 40～100μm，为类骨质形式；如果孔径为 10～40μm，为纤维血管组织形式。这项工作明确地证实了需要特定孔径的相互连通的多孔结构。

三、珊瑚羟基磷灰石

某些种属的海洋珊瑚天然具有带相互连通的多孔结构的骨骼，这些骨骼主要由碳酸盐组成。20 世纪 70 年代中期，材料科学家利用这种珊瑚的骨骼为模板制作骨移植替代物。这种植入材料并不是珊瑚，而是来源于珊瑚的矿物成分，所以这种植入物叫作"珊瑚来源体"。

早在 20 世纪 50 年代，法国科学家最先提倡使用直接从海洋中取得的珊瑚礁，直接使用碳酸钙形式的珊瑚。这种天然珊瑚称为生物珊瑚。这种珊瑚去除了有机物，并经过灭菌，但是没有经过进一步处理。有几种珊瑚经加工并检验为天然珊瑚，即滨珊瑚、大石星珊瑚、椭圆星珊瑚、角孔珊瑚和鹿角珊瑚（图 1.2）。生物珊瑚有块状和颗粒状两种形式。通过专利制造技术，将有机物从孔状结构内去除。根据氨基酸分析，残余有机物仅为 10 亿分之一的浓度。但是纯珊瑚存在的缺点是非常明显的，其吸收非常快，不能满足临床要求。

另外一种方式为"矿物转换"。矿物转换工艺将碳酸钙转变为羟基磷灰石。1975 年，美国的 Roy. D. M 博士申请了热液法的生产专利，在 105Mpa、300～350℃高温、高压下，用贵金属作为接触剂，将碳酸钙反应 12～48h，转化为珊瑚羟基磷灰石（CHA）（图 1.3）。这是一个固态的置换反应，反应中钙离子不变，每个碳酸根都被磷酸根所取代。尽管磷酸钙有许多形式，但反应优先生成羟基磷酸钙，也就是骨的矿物成分。因为这是一个固态形式的反应，滨珊瑚或角孔珊瑚所固有的相互连通的多孔结构被完好地保存下来。与天然珊瑚相似，原有的珊瑚骨骼经氧化处理后只剩极少的有机化合物。

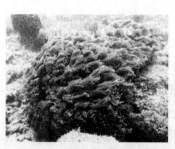

图 1.2 滨珊瑚和角孔珊瑚。

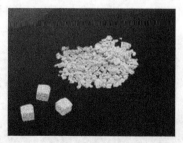

图 1.3 CHA。

第二节 珊瑚羟基磷灰石的体外特性

一、CHA 的主要指标

两种不同珊瑚来源的 CHA 主要特征对比如表 1.1，包括孔径大小、孔隙率、密度、表面积和抗压强度。

颗粒型 CHA 的每一颗粒都具有相互连通的多孔结构，即便是更小的颗粒也有孔隙，见图 1.4。

二、CHA 电镜照片及晶体特点

电镜扫描图显示，CHA 具有和人骨高度相似的空间结构，如图 1.5 和图 1.6。

CHA 具备天然纳米磷灰石晶体结构，近似天然骨，使其具备良好的骨生物活性。其主要矿物成分的晶体尺寸<100nm，与人骨晶体大小相近。小而致密的纳米羟基磷灰石与天然骨类似，具有良好的组织相容性以及生物活性，晶体的排列具有明显的取向性，同人骨几乎一致（图 1.7 和图 1.8）。

表 1.1 CHA 的体外特性

	CHA200	CHA500
材料来源	滨珊瑚	角孔珊瑚
孔径大小（μm）	200（180～220）	500（270～650）
孔隙率（%）	50（45～55）	65（60～70）
密度（g/mL）	1.3（1.15～1.45）	0.9（0.8～1.0）
表面积（m²/g）	2.0	1.5
抗压强度（Mpa）	10（6～12）	4（2～6）

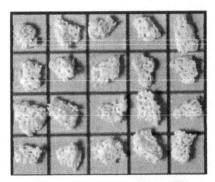

图 1.4 CHA 颗粒具有多孔结构。

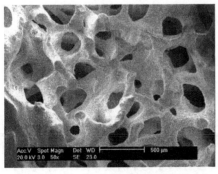

图 1.5 CHA 天然结构电镜扫描图。

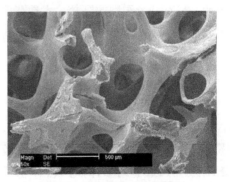

图 1.6 人骨结构电镜扫描图。

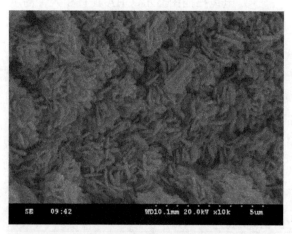

图1.7 CHA：小而致密的纳米晶体结构与人骨相似。

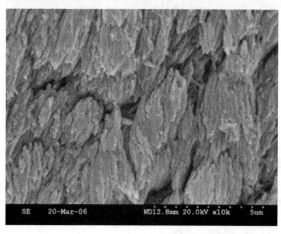

图1.8 TEM天然骨：小而致密的天然磷灰石晶体，（TEM×10.0k）×10.0k。

在自然界中存在的钙盐作为骨移植替代物的结构成分，几十年来对人们很有吸引力。科学家们无论采用异体骨、异种骨还是多孔的其他材料，都把合适的钙盐制成适当的三维结构，以使骨长入特定的区域。大量研究表明，只有纳米级别的钙盐，才具有更好的生物活性，因此，越来越多的人工材料被用于进行纳米晶体的研究。

三、CHA 的生物力学性能

CHA 的生物力学性能对于它们的临床应用很重要。一般来说，陶瓷的抗压强度高，而抗拉强度低，它们的抗折硬度也相对较低。CHA 相互连通的多孔结构进一步降低了其力学特性。实验证实，CHA 的力学特性比

起皮质骨来说，更接近松质骨。CHA200 有较高的力学性能，可能为某些临床应用所需要。但是，多孔陶瓷的脆性也使得块状 CHA 更易在手术室里用常规工具做成所需的形状。

四、CHA 孔径的特点

CHA 的孔径具有以下特点：

（1）孔隙率：30%～70%。

（2）孔径：在骨移植替代材料中，由于孔径的不同，存在一个空间竞争问题。当孔径<100μm、不能满足新骨的生长空间时，骨组织很难长入。当孔径>600μm 时，纤维血管组织会先于骨组织长入替代材料，占据空间，让骨组织难以长入。有研究表明，当

孔径为200～500μm时，比较有利于骨组织长入。

（3）孔通率：孔孔相通才能有利于养分运输和废物排泄，内联孔结构有利于长入材料深部的血管彼此相通，以保证长入材料深部组织的营养供应，同时为机体骨组织的长入形成机械性内锁，增强植入材料的结合。所以孔通率越高越好。CHA的孔通率较之人工合成材料更具优势，达到了100%。

（4）孔的均匀度：任何材料截面上孔的大小、分布应相似。CHA利用了天然珊瑚的结构，孔的均匀度很好。

五、CHA 的生物活性

生物材料的生物活性指植入材料表面与人体的体液、酶、电解质、血液等的反应活性。CHA是目前研究较多的具有生物活性的生物材料之一。CHA属于生物活性陶瓷，与骨组织的化学成分、晶体结构、摩擦系数、比重、导热性及硬度等相似，含有能够通过人体正常新陈代谢途径进行置换的钙、磷等元素，以及能与人体组织发生键合的羟基（-OH）基团。

CHA具有高度的生物相容性，可作为血管、骨生长支架促进新骨沉积，可与宿主骨形成稳定、坚硬的直接骨性结合的复合体。

同样是CHA，显然表面积越大，生物活性越高，表面积通常可用 m²/g 表达。另外，还与CHA的制备温度有关。因为CHA的分解温度为1100℃，高温烧结制备的CHA活性差，甚至被认为不具有生物活性。

CHA是在中低温条件下，经热液交换反应生成的，孔隙率越高，表面积越大。研究证实，其具有良好的生物活性。与人工合成的材料相比，CHA在理论上更具优势。

第三节　珊瑚羟基磷灰石的体内特性

一、CHA 的孔隙内骨长入

在 CHA 植入之后，纤维血管组织开始侵入多孔结构。只要宿主的植骨床健康，不管孔径大小、容积或是植入部位如何，骨长入的速度基本一致。不仅在骨缺损处，在软组织的部位，如眶内的植入物，同样能观察到这种情形（图1.9和图1.10）。

骨长入通常首先在孔状结构内形成一个凝血块，然后凝血块被吸收，以使再生组织增生。临床上这一过程需要3周，平均每周增生2～3mm。

目前，大多数研究认为，孔径对骨的生长有决定性作用。

致密羟基磷灰石（CHAP）仅在界面形成新的骨质，虽然附着紧密，但软组织及新骨不能长到 CHAP 内部，如磷酸钙骨水泥（瑞邦）、生物玻璃和硫酸钙。死孔、连通性不好的孔，骨组织无法长入，如目前市场可见的人工合成羟基磷灰石及磷酸三钙类 CHA。5～40μm 孔径允许纤维组织长入。40～100μm 孔径允许非矿化的骨样组织（类骨质）长入。>150μm 的孔径允许骨组织长入。孔径>200μm，软、硬组织可以长入孔隙。孔径>500μm，软组织的长入速度远大于硬组织，造成成骨不良。因此，200～500μm 孔径是 CHA 的最佳孔径。

当孔隙率超过30%，而且孔孔相通，组织可以长入材料内部，还能保持正常的代谢过程。同时降低多孔 CHAP 脆性，并提高抗折强度。

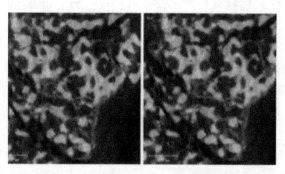

图 1.9 CHA 骨长入的 MicroCT 图。

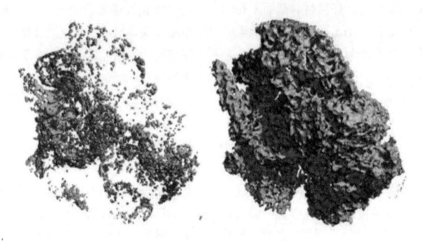

图 1.10 MicroCT 显示骨长入 CHA 的三维重建情况。

动物实验验证，孔径 200μm 和孔径 300μm 的植入物在长入速度和长入纤维血管组织方面没有显著性差异。巨噬细胞在此纤维血管组织长入的较早阶段起着重要作用。但是，炎症细胞极少或者仅在短时间内明显。伴发感染可以引起典型的炎症反应。没有证据表明珊瑚植入物更易或更不易引发或延长细菌感染。因此，天然珊瑚和珊瑚羟基磷灰石都被认为具有良好的生物相容性，以及一定的抗感染能力（良好的血运使得珊瑚内部不易发生潜在感染）。

二、硬组织切片

动物实验的硬组织切片显示新生骨长入 CHA 内部，并与之融合。孔内具有明显的血管化（图 1.11）。

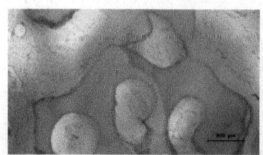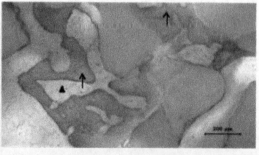

图 1.11 放大 100 倍及 200 倍，可见新生骨与 CHA 的界面情况，以及新生血管。（待续）

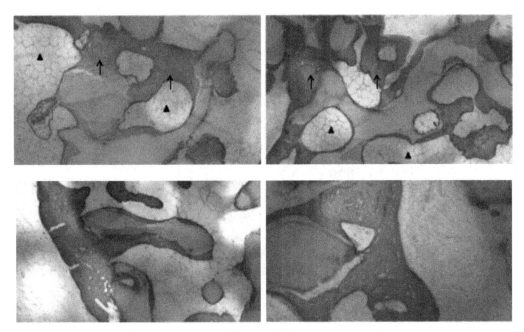

图 1.11（续）

人体颈椎手术后 1 年取样。图 1.12 至图 1.15 为患者的活检硬组织切片，甲苯胺蓝染色。可见新生骨已经完全长入 CHA 内部，与 CHA 小梁结构相互嵌插，界面间无纤维组织隔衬，并可见线状分布的成骨细胞，偶见破骨样多核细胞，在其中央部分出现骨髓成分。

CHA 有少量降解。未见炎性反应。

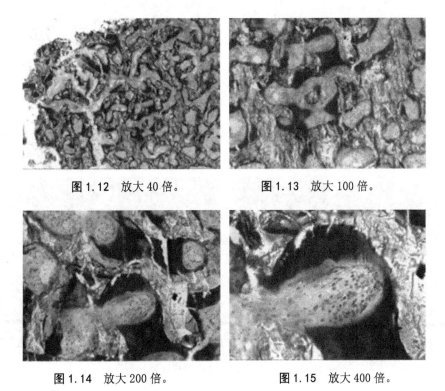

图 1.12　放大 40 倍。　　　　图 1.13　放大 100 倍。

图 1.14　放大 200 倍。　　　　图 1.15　放大 400 倍。

人口腔上颌骨6个月后活检切片（HE染色）。图1.16a（×50倍）可见大量新生骨小梁（NFB），CHA基本完全吸收；图1.16b（×100倍）可见NFB表面有大量成骨细胞、骨陷窝，以及少量新生血管、破骨细胞，提示成骨活跃；图1.16c（×200倍）可见大量骨陷窝，提示骨的重建活跃；图1.16d（×400倍）可见NFV，以及散在炎性细胞及混入的HE颗粒。

第四节　骨移植替代物的吸收

一、骨植入物吸收的优缺点

骨移植替代物的吸收并不总是其优点。有些临床适应证需要永久性的植入物。例如，在面部骨上用作提升的自体骨会随着时间完全吸收，最终导致美容或治疗性加固作用丧失。因此，在面部骨骼提升术中，我们建议采用较难吸收的CHA。

但是，有些临床适应证需要植入物完全吸收。需要吸收的一个原因就是诊断问题。陶瓷相对于骨是放射高密度，即使是有孔状结构的陶瓷也是如此。因此，外科医生和放射科医生很难用传统的X线成像的方法，甚至是密度测定法和CT等较新的方法来评价骨融合和植入物的骨长入情况。使用尽可能完善的仪器，如双重能量X线吸收测定法对动物模型的研究表明，要想检测到较低密度的珊瑚陶瓷孔状结构内的再生骨，需要骨的体积比至少为17%。密度高的珊瑚植入物就更难评估了。

需要植入物被吸收的另一个原因是生物力学问题。对于负重大的情况，如骨干缺损的重建，最终可能需要皮质骨完全再生。植入物的吸收增加了再生骨可用的空间。而且，植入物完全吸收就降低了植入物所受的力。植入物应被吸收的一个原因是消除植入物远期并发症的可能性，如植入物内和植入物周围的感染。最终的生物降解是必需的，

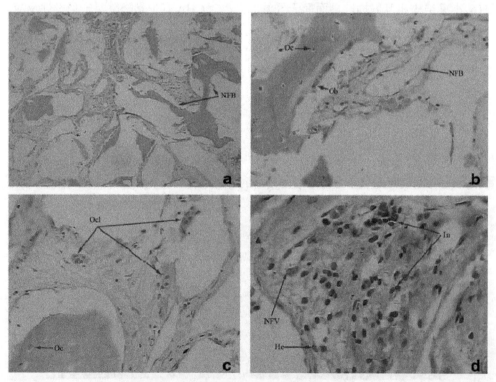

图1.16　人口腔上颌骨6个月后活检切片。

但植入物的降解必须在其作为新骨长入的结构基质和骨传导基质的作用完成之后。

二、CHA 吸收的机制

总的来说，有两个调节钙盐（羟基磷灰石或碳酸钙）降解的过程：溶解和吸收。溶解遵守简单的物理、化学定律。控制溶解的更为重要的因素包括植入物基质的溶解性、表面积与体积之比、局部的酸度、液体对流和温度。这些变量可以在体外建立模型。相对地，吸收就是一个由细胞介导的生物过程，它受生物学和生物力学变量的影响很大，需要细胞对其周围环境做出反应。因此，对它的分析应用体内模型（图 1.17）。作为一条普遍的规律，溶解速度同钙离子与磷酸根的比值、纯度和晶体的大小成反比，而与表面积和孔隙率成正比。磷酸三钙中钙离子与磷酸根离子的比值为 1.5，而羟基磷灰石与磷酸根离子之比为 1.7，所以磷酸三钙比羟基磷灰石溶解快几十倍。陶瓷的纯度会受到小离子置换反应的影响，例如，纯的羟基磷酸钙溶解要比碳酸化的羟基磷酸钙慢得多。骨的晶体大小（纳米级）比烧结的陶瓷晶体（10μm）小得多。珊瑚羟基磷灰石晶体属中等大小。晶体的大小、大的孔状结构和显微孔状结构是很重要的，因为它们的表面积有

影响，表面积越大，溶解速度越快。有多聚结晶体、大孔并带微孔状结构的植入物，如珊瑚羟基磷灰石，有很大的表面积，为 1.5～2.0m²/g。骨的表面积要比它大 10 多倍。

骨和骨移植替代物的吸收是由破骨细胞专门调节的生物降解过程。破骨细胞分泌一种有很高酸浓度的细胞外溶液，以溶解骨的磷酸钙和钙盐。破骨细胞分泌碳酸酐酶以吸收骨和珊瑚植入物。而且，已逐渐弄清破骨细胞和成骨细胞是相互协同起作用的。因此，生物力学的负重能够影响珊瑚植入物的吸收。把珊瑚羟基磷灰石分别置于负重大和负重小处，如皮质骨和松质骨的缺损处，即显出这种效果。在植入狗体 1 年以后，皮质骨缺损处植入物比松质骨缺损处植入物吸收明显。时间满 1 年时，置于狗桡骨的皮质骨缺损处植入物的体积比为植入物的 25%。与之对应，时间满 1 年时，在肱骨近端松质骨缺损处的植入物体积比为植入物的 35%。因此，估计珊瑚羟基磷灰石的吸收速度在其被置于松质骨缺损处时为每年 2%～5%，在其被置于皮质骨缺损处时为每年 25%。物种差异也对吸收速率有很大的影响，有种属内和种属间的差异。对动物的研究表明，所有的羟基磷灰石都是可降解的，只是程度不同。

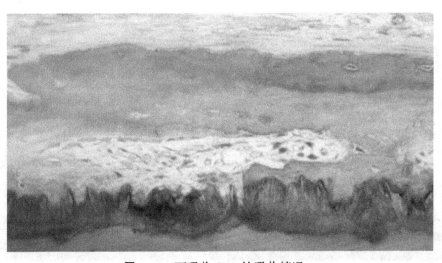

图 1.17　可吸收 CHA 的吸收情况。

孔隙率高且由碳酸钙构成的天然珊瑚植入物降解得很快。使用碳酸酐酶抑制剂的药理学研究证明，碳酸钙的降解是由细胞调节的，可能是破骨细胞。在大鼠的胫骨近端，角孔珊瑚和滨珊瑚6周降解60%，12周降解100%。角孔珊瑚，无论是文石还是方解石，2周吸收65%，6周吸收80%。在这些小的缺损处，天然珊瑚的表面和内部确实有骨传导性。吸收之后，整个空间都可以与再生骨结合。但骨传导性在大的缺损处问题较多，因为骨可能还没有完全长入，植入物就已完全降解了。在狗的髂骨缺损模型上，只是在与宿主骨直接结合的周边，天然珊瑚的多孔结构内才有骨再生。天然珊瑚植入物的中心充满了软组织和类骨质，推测是由于植入物吸收太快，骨传导性还未能扩入整个多孔植入物。也有人用密度更大的珊瑚，以减少吸收作用，但它们相互连通的多孔结构数量有限，因此适于骨再生的多孔结构也更少。

三、可吸收 CHA 的原理

由碳酸钙和羟基磷灰石组成的混合珊瑚植入物的吸收及其骨长入特点也有报道。这种植入物，在多孔的碳酸钙的内表面和外表面有一薄层羟基磷灰石。这种产品的原理是羟基磷灰石适于骨长入和降解，但速度慢，而多孔的碳酸钙也适于骨长入，但速度快。结果这层羟基磷灰石延缓了它下面的碳酸钙的吸收，这就使植入物吸收速度可以控制。理论上，它在局部的降解是非线性的，有暴发效应。而且，羟基磷灰石层控制着吸收速度。层的厚度可以调节，目标是在6～18个月内有显著的吸收（图1.18）。

第五节　骨组织和骨移植替代物的原理

一、骨组织

骨是一种特殊的结缔组织，由多种细胞和细胞间的骨基质组成。

1. 骨基质：由有机物质和无机盐构成。包括：①胶原纤维，约占90%，主要是Ⅰ型胶原；②蛋白多糖，构成胶原纤维间的无定形物质；③骨盐，主要为羟磷灰石结晶，属不溶性中性盐，呈细针状，长10～20nm，沿胶原纤维长轴规则排列并与之结合。有机成分与无机成分的紧密结合使骨十分坚硬。

骨基质结构呈板层状，称为骨板，成层排列的骨板犹如多层木质胶合板。同一骨板内的纤维相互平行，相邻骨板的纤维则相互垂

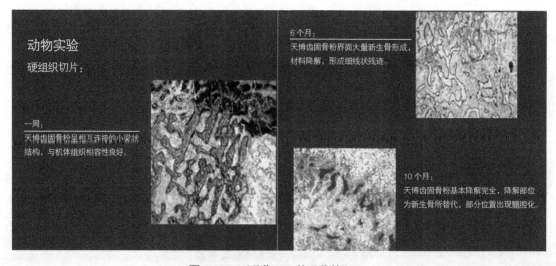

图 1.18　可吸收 CHA 的吸收情况。

直，这种结构形式有效地增强了骨的支持力。

2.骨的细胞成分包括：①骨母细胞。胞浆内有丰富的粗面内质网和核蛋白体，合成前胶原蛋白，经高尔基体加工后，释出细胞外，进一步形成胶原纤维。另外，还合成和分泌蛋白多糖。一旦有机骨基质形成，钙化亦即开始。骨母细胞中有大量线粒体，其基质中含有丰富的钙磷颗粒（焦磷酸锑钙）。骨母细胞富于碱性磷酸酶，具有焦磷酸酶的活性，可以水解焦磷酸盐，还可水解磷酸酯，提高局部钙和磷酸盐的浓度，形成过饱和状态，而促进钙化过程。电镜下，骨母细胞以分泌基质小泡的方式释放其内容物，使有机骨基质钙化。近年来，发现骨母细胞合成骨钙蛋白和骨联蛋白，它们是维生素 K 依赖性钙结合蛋白，能促使矿物盐与胶原纤维的结合。骨母细胞有维生素 D 受体，还有甲状旁腺激素受体以及胶原酶和激活胶原酶等的血浆素原活素，表明它也可能参与骨质吸收。骨母细胞的大小、形态与其功能有关，在骨形成活跃时，骨母细胞肥硕、呈立方或柱状；当骨形成静止时则变为扁平或梭形。②骨细胞。骨母细胞在分泌骨基质的过程中，自身被包埋在其陷窝之中而成为骨细胞。骨细胞除参与骨的合成外，也可能参与骨的吸收，往往可见陷窝周围有骨质溶解。③破骨细胞。来自单核巨噬细胞，为一种多核巨细胞，含有丰富的酸性磷酸酶、胶原酶和蛋白多糖酶等，具有吸收和钙化软骨的功能。电镜下，破骨细胞的细胞膜在贴近被吸收骨的一侧形成密集的皱褶，称为皱褶缘，以增加骨质吸收的表面积。破骨细胞的细胞膜上有甲状旁腺激素和降钙素的受体，用以调节其功能。人的淋巴细胞可以产生破骨细胞激活因子（OAF），可诱导破骨细胞的形成和吸收骨质，前列腺素也可引起骨质吸收。

二、骨的化学成分和物理特征

骨不仅坚硬，而且具一定的弹性，抗压力约为 $15kg/mm^2$，并有同等的抗张力。这些物理特性是由它的化学成分所决定的。骨组织的细胞间质由有机质和无机质构成，有机质由骨细胞分泌产生，约占骨重的 1/3，其中绝大部分（95%）是胶原纤维，其余是无定形基质，即中性或弱酸性的糖胺多糖组成的凝胶。无机质主要是钙盐，约占骨重的 2/3，主要成分为羟基磷灰石结晶，是一种不溶性的中性盐，呈细针状，沿胶原纤维的长轴排列。将骨进行煅烧，去除其有机质，虽然仍可保持原形和硬度，但脆而易碎。如将骨置于强酸中浸泡，脱除其无机质（脱钙），该骨虽仍具原形，但柔软而有弹性，可以弯曲甚至打结，松开后，仍可恢复原状。

有机质与无机质的比例随年龄增长而逐渐变化，幼儿骨的有机质较多，柔韧性和弹性大，易变形，遇暴力打击时不易完全折断，常发生柳枝样骨折。老年人有机质渐减，胶原纤维老化，无机盐增多，因而骨质变脆，稍受暴力则易发生骨折。

三、骨移植替代物的原理

骨移植替代物的发展源自对手术中如何使用自体骨、同种异体骨及它们被植入机体后如何再塑形的理解，并已经出现了一些基本的原则。骨的形成需要成骨细胞能黏附的物理结构，还需要血管化。因此，一种成分为生物相容性材料的多孔的概念便被设想出来。

多孔的生物材料，尤其是陶瓷和金属，都是骨长入有效的网格结构。早期的研究大多使用惰性金属，如钴、铬、钛合金。对陶瓷，如氧化铝，也做了研究。尽管这些材料能够提供通路而与骨结合为一体，但骨并非直接沿着它们的表面结合和增生。但是有为数不多的陶瓷已被判定有生物活性和骨传导性。也就是说，骨直接在它们的表面形成，并与之发生化学性结合。而且，骨沿着陶瓷的表面三维地生长。实际上，骨本身就有骨传导性，因为新骨在旧骨的表面继续生长。记住这一点，通过合成的方法模拟骨，发挥骨的再生特性，而略去一些自体骨和同种异体骨的并发症，是非常有吸引力的。

就目前而言，大多数骨植入材料仅具有骨传导性。骨传导性三要素包括近骨性、骨活性和稳定性。近骨性是指植入物必须直接与骨对合（图1.19）。尽管对合是否需要丝毫不差的近骨性尚有争议，但相互间的距离不应＞1mm。植入物与周围骨相互接触的总面积毫无疑问对骨传导性的效果有影响。与植入物相靠近的周围骨的骨活性也是必需的。降低骨活性的条件也会降低骨传导性。另外，植入物和周围骨之间的稳定性也是重要的条件。尽管微小位移是维持骨再生所需要的，但实验表明，大的位移会降低骨传导性，甚至会阻碍骨传导的发生。

只有确保3条标准得到满足，骨才能长入植入物。

植入物内的骨形成首先是直接沿着植入物的表面开始的。这一形成过程表明珊瑚植入物是有生物活性的。如果成骨细胞接着在其表面增殖，植入物就是有骨传导性的。在骨传导的过程中，起初可辨认出的成骨细胞，通常直接位于植入物的表面。在孔状结构里很少能见到成软骨细胞。因此，比起骨-软骨成骨，这一过程更接近于膜性成骨。这些活动发生时在分子甚至细胞水平的确切机制尚未被阐明。尽管孔状结构内的组织发生已得到详尽的描述，还是无法确切地知道骨细胞的起源。有的研究表明，碳酸钙和羟基磷灰石同时有生物活性和骨传导性；但另有研究表明，生物活性仅限于羟基磷灰石的表面。

四、骨生成和骨诱导

骨诱导是目前 CHA 的研发方向，包括大量科研技术及经费投入骨诱导材料以及生长因子的研发。但到目前为止，尚没有一种材料被确认具有高效骨诱导性。

骨诱导是一个非常高效的过程。但临床上有些情况下无法满足骨传导的三要素。部分原因是给人治疗时的条件不像大多数动物模型那样可以预见。动物模型常采用外科手段成直线截骨。相应的，患者的创伤缺损则形状不规则，没有平坦的表面。因此，植入块必须在术中塑形，以使得它们紧邻骨表面，有时也用颗粒来加大填充量，尽管如此，还是可能留有空隙。周围骨组织的活性也经常不够理想。患者可能高龄、吸烟、有不稳定的代谢性骨病或是接受过化疗或放疗。最后，他们有可能不等骨长成就行走，而危及骨和植入物接触面的稳定性。因此，珊瑚植入物需要与其他治疗方法相结合，以获得理想的可预期效果。有潜力的治疗方法包括应用骨生成细胞、同种异体骨及特定的生长因子。

临床上为了取得更好的成骨效果，多采用 CHA 与自体骨混合。向 CHA 内加入自体骨不会降低骨传导性或减少孔状结构内骨的形成，反而会由于自体骨的加入，获得骨

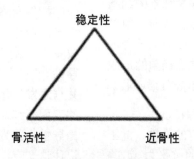

图1.19 骨传导的三要素。

生长性和骨诱导性。

但是，动物研究显示了将剪碎的自体骨甚至就近所取的骨加入后的价值。对与冻干同种异体骨混合的试验没有发现有利的迹象。但去除矿物后的骨会加快 CHA 内新骨的形成速度。有些情况下必须准备特定种属的、同种异体而且去除矿物后的骨，并将去除矿物后的骨颗粒压入植入物的孔状结构。有人利用狒狒进行实验，发现去除抗原的自溶异体骨具有骨诱导作用。生长因子从同种异体骨中移出，黏附在陶瓷上。把自体的或是同种异体、同时应用免疫抑制剂的新鲜骨髓细胞加入多孔的珊瑚陶瓷，被证明是有效的。另一个选择是通过向珊瑚植入物的孔状结构内输注血小板和纤维蛋白原加入患者自己的生长因子。这些因素都可以提高骨缺损愈合初期骨形成的量。

没有骨生成细胞或骨诱导物质（比如生长因子或骨髓细胞）的帮助，在软组织位置一般不会看到骨形成。然而，有报道，在异位（包括皮下和肌肉）的珊瑚植入物内有骨形成。这一观察结果的机制让人费解。从组织学上看，这种骨是正常的，而且通常直接与陶瓷的表面相结合。人们预期小动物比大动物成骨快，结果正相反，珊瑚植入物的孔状结构内形成异位骨的情况仅限于大动物。鼠和小鼠不能异位成骨，而兔子、狗、狒狒和人则可以。对人的观察来自摘除眼球或剜除眼内容物后出于美容重建目的接受眶内植入物的患者。总体来说，在孔状结构里再生骨的数量依赖于时间，典型的是在植入 3 个月后发生。而且除了狒狒之外，异位骨形成的数量都有限，少于 10%（可能因为狒狒有很强的修复反应）。对骨诱导性进行研究时，必须对这种异位成骨的现象加以考虑，因为作为对照的植入物可能会有自发的骨形成。

生长因子可以作为促细胞有丝分裂剂或形态发生促进剂。促细胞有丝分裂剂能刺激组织增生，这样的例子有转变生长因子

（TGF）-β 和成纤维生长因子（FGF）。形态发生促进剂能诱导未分化细胞沿特定路径分化，经典的例子是骨形态发生蛋白（BMP）。已成功地将提纯和重组的生长因子加入珊瑚多孔陶瓷并诱导骨的形成。当植入物被置入成骨模型时，TGF-β 和 FGF 都能刺激骨增生。在这种情况下，环境有利于骨形成。这些促细胞有丝分裂剂提高了骨修复过程的速度和可预见性。相应地，BMP 能诱导置于软组织部位的或是置于脊柱融合、长骨等骨形成部位的珊瑚植入物内的骨再生。珊瑚陶瓷的相互连通结构对 BMP 诱导成骨非常有利。BMP 在珊瑚植入物内的诱导作用依赖于剂量，但是也有小有效剂量和大反应平台。TGF-β 和 FGF 一类的促细胞有丝分裂剂也很复杂，因为这些生长因子根据使用剂量的不同可以增加或减少成骨反应。

多年来，对 CHA 是否有骨诱导能力众说纷纭。一些用鼠、兔、猪等动物做的实验认为，CHA 无骨诱导能力，其成骨能力主要在于 CHA 的理化特性易于血管长入，并提供了良好的框架使骨内向生长。Ripamonti（1992）在灵长类动物狒狒身上用 CHA 诱导异位成骨成功。他认为，CHA 作为一个固态的基质可吸附和控制内源性成骨因子的释放，诱导成骨是一个二次反应。Ripamonti（1999）、Yuan（1999）等的研究再次证实多孔羟基磷灰石陶瓷具有骨诱导性，并认为微观结构是影响羟基磷灰石陶瓷骨诱导能力的重要因素。

五、骨的再塑形

对四肢长骨需要负荷的部分而言，骨的再塑形至关重要。关于 CHA 的骨再塑形有报道如下。

这种再塑形改善了骨植入复合体的力学性能。尽管对置于干骺端和骨干缺损处的植入物处的编织骨反应大致相同，其再塑形反应却明显不同。无论是胫骨近端还是肱骨

近端的干骺端骨质缺损，随着骨再生由优先成编织骨转变为板层骨，骨的平均体积比保持不变，甚至可能降低。在 1～12 个月的时间里，尽管骨的抗压强度增加到两倍多，骨的体积比却降低了 50%。

植入物内再生骨的再塑形对修复骨干缺损以防止将来的再次骨折是非常重要的。因此，人们做了很多研究以确定植入物和其再生骨的材料特性及整个肢体的力量。弯曲和扭转力是长骨骨干创伤的主要失败因素。为了预测使用珊瑚羟基磷灰石植入物治疗骨干骨折后的临床结局，将骨形成量同其生物力学特性相关作为时间的函数。在狗的长骨上通过外科手术造成缺损，将块状珊瑚羟基磷灰石置入。这些缺损使抗扭强度减少90%。所以需要置入骨折内固定板以能立即承重，尽管 9 个月后将其移除以便有 3 个月承受全重。切除植入物，将生物力学特性同组织学特性相联系，以确定珊瑚羟基磷灰石块的材料特性。测定对侧完好肢体的抗扭强度。第一个月骨即长入多孔羟基磷灰石，平均为 14%。再生骨的体积作为时间的函数而增长，到 12 个月时平均为 56%。可能因为骨形成量增长，推测多孔羟基磷灰石内的抗弯强度和抗压强度也伴随着增长。但抗弯和抗压强度却增长了 10～20 倍。孔状结构内发生再塑形，形成板层皮质骨。12 个月时，材料特性接近正常皮质骨的 50%。

矛盾的是，植入 CHA 的四肢骨抗拉强度同未手术的对照肢体相同。对这种不一致之处的解释是孔状结构内形成明显的类似于皮质骨的骨质，而且在移植物以外也有代偿骨形成。这样，日常活动所必需的强度得到了恢复。

第六节　骨植入材料的基本知识

一、骨植入材料的性能要求

1. 生物相容性。
2. 生物活性。
3. 骨传导性。
4. 骨生长诱导性。
5. 可吸收性。
6. 多孔性。
7. 强度。
8. 无不良反应。
9. 可操作性和储存条件。

二、生物相容性

生物相容性是指在生物环境下，生物体对植入材料的反应和产生有效作用的能力，用于表示材料在特定应用中与生物机体相互作用的生物学行为。

生物相容性取决于材料及生物系统两个方面。其类别主要有：

1. 血液相容性。
2. 组织相容性。
3. 力学相容性。

三、宿主与材料的反应

1. 全身不良反应（急、慢性）。
2. 过敏反应。
3. 致癌、致畸、致突变反应。
4. 适应性反应。
5. 材料生化腐蚀。
6. 材料吸收。
7. 材料降解。

四、骨植入材料的 4 个表现

1. 表面反应：骨性结合还是其他方式连接。
2. 机体组织的局部反应：出现炎症还是迅速愈合。
3. 人体反应：引起其他部位不适或可能的并发症。

4. 长期反应：老化或作为异物长期滞留体内的副作用。

材料不同，生物相容性相差很大，见表1.2。

五、骨植入材料的生物活性

1. 生物活性指骨植入材料表面与人体的体液、酶、电解质、血液等的反应活性。

2. 同样是 CHAP，表面积越大，生物活性越高。

3. 低温制备的结晶度 CHAP，生物活性比高温烧结制备的 CHAP 要高得多。

六、骨传导性

1. 骨传导性指植入后能否使新骨接茬生长，且有利于骨生长的新陈代谢过程。

2. 自体骨、CHA 长好后无新茬。

3. 骨水泥、生物玻璃是新骨包裹后再生长。

4. 金属、塑料外围包裹一层纤维膜。

5. 是否具有骨传导性，关键要看这种材料的物理结构是否能使骨的新陈代谢过程融会贯通。

骨传导性的三要素：

（1）近骨性：植入物必须直接与骨对合，相互间的距离不＞1mm。与周围骨相互接触的面积越大，骨传导性效果越好。

（2）骨活性：宿主床组织必须有利于骨的形成。降低骨活性的条件，也会降低骨传导性。

（3）稳定性：骨与植入物的接触面必须稳定，没有大的移位。

只有确保三要素得到满足，骨才能长入植入物。

七、骨生长诱导性

1. 骨生长诱导性通常指骨组织和血液中分离出来的促进新骨形成的蛋白质和生长因子。

2. 骨生长诱导性常见的有 BMP、骨诱导蛋白（BIP）、转化生长因子（TGF）-β、血小板源性生长因子（PDGF）、肿瘤坏死因子、成纤维细胞生长因子、自体生长因子（AGF）等。

3. BMP 是迄今为止发现的作用较强的骨生长因子。

BMP 来源于骨源性细胞，是骨代谢的旁分泌产物，也是特异性的骨生长因子。BMP 的靶细胞为血管周围具有潜在分化能力的间充质细胞。靶细胞吞噬 BMP 后，在结构和功能上发生变化，定向分化为不同功能特点的生骨细胞，再通过软骨化骨和膜内化骨形成新骨。

BMP 主要在 3 个部位的细胞中表达：①增生的骨膜；②骨髓腔；③骨折部位的肌肉。所以骨折端的 BMP 浓度高，从而发生有效的骨诱导作用。

不同组织部位的间充质细胞分化成骨的能力有很大的差别，理想的部位是肌肉、筋膜、骨髓和骨膜等处。这些组织中血管周围的间充质细胞分化能力很强，对 BMP 的反应较为敏感。

八、诱导成骨的要素

1. 有利于新骨形成的丰富血供环境。

2. 靶细胞间充质细胞可以诱导分化成软骨细胞和成骨细胞。

3. 存在诱导刺激因子。

表 1.2　不同材料的生物相容性

金属、塑料等	长期作为异物存在，不会被人体接纳
异体骨、异种骨、人造 CHAP 等	人体产生抗体，相持一段时间后才会接纳
自体骨、CHA	相容性非常好，细胞血管很快长入

九、可吸收性

1. 可吸收性指植入物在人体中能降解、溶解而被吸收或进行离子交换反应的性能。

2. 吸收速度必须和新骨的长入速度相等。吸收太快会形成新的缺损，太慢就会阻碍新骨的生长。

3. 理想的是骨生长速度与材料降解速度同步，并且是可控的。

在临床使用上，不同病例对降解有不同的要求：

（1）要求植入材料降解比较快，如需要成骨的部位。

（2）要求植入材料降解慢一些，如骨巨细胞瘤和慢性骨髓炎等病例。植入材料降解慢，可以有效防止复发。

（3）对植入材料的降解速度无特殊要求，只要求能够暂时提高患者的生活质量，如恶性肿瘤患者。如果植入材料太快，容易出现空腔而导致恶性肿瘤的复发，还有可能造成病理性骨折。

一般认为吸收速度 $CaCO_3$（文石类）＞生物玻璃＞$CaSO_4$＞磷酸三钙＞骨水泥＞CHA＞异体骨＞人造CHAP。此外，还要看材料的制备和工艺多孔性的处理。

多孔材料的优点是通过骨长入的方式使骨长入彼此相通的孔，起到生物固定的作用。长入骨与移植物融为一体后，其抗疲劳负荷的能力比非多孔植入材料强（图1.20和图1.21）。

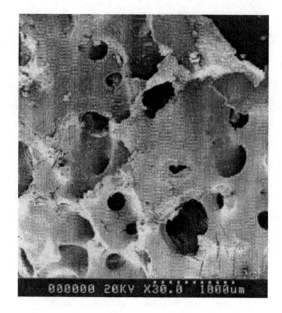

图1.21 人工合成材料薄壳型结构各向异性。

与自体植入物相比，其优点为：①防止植入物被吸收，为植入物结构稳定提供充分的时间；②无须提供其他部分取骨。

血管长入多孔材料对骨细胞的成长发育至关重要，否则材料内部的细胞无法借扩散作用获得所需的养分（图1.22）。

十、强度

强度包括以下几个方面：抗压、抗拉、抗弯和剪切强度。

（1）抗压强度：人体多孔骨2～10MPa。

（2）抗拉强度：致密骨135～160MPa。

（3）抗弯强度：致密骨88～114MPa。

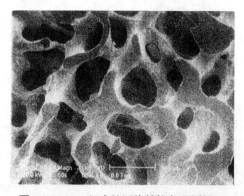

图1.20 CHA组成的网络结构各向同性。

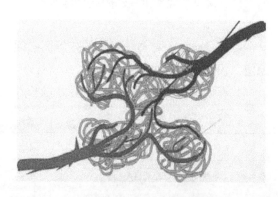

图1.22 血管长入多孔材料。

（4）剪切强度：致密骨 1.26MPa，无不良反应。

十一、可操作性和储存条件

可操作性和储存条件指是否便于成形，便于临床操作。有的要求一定的固化温度、湿度、无水溶液、无血液等，有的要求储藏在 0～4℃，且保存时间较短。

十二、骨移植替代物的金标准

理想的骨移植材料通常具有以下 3 个基本特点中的一个或几个：

（1）能诱导未分化的原始细胞分化为成骨细胞（骨诱导性）。

（2）具有胶原基质。它可提供支架用于物理支撑，并指导修复过程（骨传导性）。

（3）有能直接形成骨的间质干细胞（骨生成性）。

自体骨由于具备上述全部 3 个特点，是植入材料的金标准。

十三、骨植入材料的类型

骨植入材料的类型大体上分为以下几个种类：

（1）羟基磷灰石类：包括自体骨、同种异体骨、异种骨、珊瑚人造骨、人工合成 CHAP 等。

（2）磷酸三钙类（β-TCP）：其溶解度、吸收性比 CHAP 高。

（3）硫酸钙类。

（4）碳酸钙类。

（5）骨水泥（磷酸钙水泥）。

（6）生物玻璃。

（7）高分子材料：天然高分子材料和合成高分子材料。

（8）金属合金材料。

（9）骨诱导材料。

（10）复合材料。

第七节 常见骨植入材料

一、羟基磷灰石类材料

1. 主要成分是羟基磷灰石，包括自体骨、异体骨、CHA、人造 CHAP 等。

2. 主要分子式：$Ca_5(OH)(PO_4)_3$、$Ca_{10}(OH)_2(PO_4)_6$。

3. 晶体为六方晶系，6/m 对称系，P63/m 空间群，密度为 $3.1569/cm^3$，莫氏硬度 5。

4. 离子交换能力强。

5. 分解温度为 1200～1300℃，高于 500℃时，其表面活性降低。

二、自体骨

自体骨是骨植入材料的金标准，其无排斥反应，骨诱导、骨修复能力强，临床疗效好。自体骨的不足之处：

（1）来源有限，如一侧髂骨的取骨量仅为 20mL 左右。

（2）二次手术增加患者的额外手术创伤及相关并发症，如血肿、感染、局部疼痛或感觉障碍等。

（3）不能根据缺损部位准确塑形。

（4）爬行替代过程时间较长。

三、异体骨

异体骨又分为同种异体骨和异种骨（动物骨）。它最大的问题是免疫排斥反应。严重的排斥反应导致植骨失败、伤口渗液等。其次是交叉感染的问题。同种骨有传播肝炎、HIV 以及其他感染性疾病的可能。异种骨可能传播人畜共患疾病。处理和消毒异体骨的同时会破坏蛋白质结构，减弱骨诱导性。

四、人造 CHAP

人造 CHAP 材料的一般制造方法：

（1）先用 CaO 或 $Ca(OH)_2$ 与磷酸盐或磷酸反应，制成 CHAP 粉。

（2）CHAP+制孔剂压制成形。

（3）加热烧结制孔。

这种生产方法的问题：

（1）当制孔剂达到热分解温度时，热膨胀系数常比CHAP的热膨胀系数大几十倍，因此产生大量裂纹，为提高强度常要高温烧结。

（2）产物中制孔剂和分散剂的残留物很难清除干净。

（3）高温烧结使生物活性下降，吸收速度非常慢。

（4）孔形不能保证相通，不利于新骨的生长。

五、磷酸钙骨水泥

磷酸钙骨水泥（CPC）是由两种以上酸性或碱性磷酸钙盐，用水或水溶液调和呈糊状，能根据损缺部位准确塑形，在人体的环境和温度下自行固化操作。

材料特点：

（1）能准确塑形，相容性、传导性良好。固化强度＞35MPa。

（2）固化时，要求含水量不能增加，否则凝固时间很慢或不凝固，因此，不能和体液或血液接触。

（3）37℃下，7min凝结；25℃下，则需2.5h才能凝结。

（4）100%湿度，如63%湿度则强度极低。

（5）孔径：大孔 5～10μm，小孔 5～20nm。可见骨组织无法进入，不能作为大块移植体。

（6）因固化需要和孔径太小，故不能与骨生长因子、骨形成蛋白拌合使用。

（7）因固化速度需要，往往须添加一些促进剂，可能造成人体的危害。

关于吸收问题，目前已实验的骨水泥不少于几千种，由于其成分不同、条件不同、粒度不同等原因，生物实验表明其生物可吸收性也很不同，由于常温反应，其转化过程较慢，有很多中间产物，甚至一个系列。

正因为反应条件的复杂性，故生物实验的结果很不一样，如1996年Vasconclos等用兔骨进行实验，5个月后发现，一种完全被新骨包围，但未见材料吸收；另一种完全被新骨包围，部分材料被吸收。正因为固化过程要受体液、酶、电解质、蛋白质等侵袭，使反应更加复杂。

六、纳米骨

骨头是由大约3nm厚、30nm宽的无机$CA_3(PO_4)_2$纳米晶体规则及定向地分布于一种叫作COLLGAN的生物有机高分子纤维中。正是这种纳米层次的有规则无机及有机物质的结合才使得骨头在宏观世界中能表现得合二为一——既具有无机物质的硬性及强度，又具有有机物质的韧性及柔软，人体也因此才能行动及伸缩自如。

纳米骨就是通过纳米技术将羟基磷灰石的纳米晶体与胶原复合，产生类似于自体骨的一种骨植入材料。

七、生物玻璃

生物玻璃由硅、钙、磷和钠的氧化物形成。其反应原理为：

（1）玻璃中的Na^+、K^+与水溶液中的H^+交换。

（2）Si-O–Si键被溶解，在界面形成许多Si-OH。

（3）Si-OH的聚合反应在玻璃表面形成富有SiO_2的多孔胶体层。

（4）来源于体液或玻璃体内的Ca^{2+}和PO_4^{3-}在硅胶层内形成$CaO\text{-}P_2O_5$无定形固体。

（5）随着OH^-与CO_3^{2-}从体液中引进，$CaO\text{-}P_2O_5$非晶相层将转变为含有CO_3^{2-}的羟基磷灰石的多晶体。

材料特点：

（1）生物活性和生物相容性好。

（2）具有较高的机械强度。

（3）耐高温，与Ti合金热膨胀系数相近，是取代CHAP喷涂合金的适宜材料。

（4）必须和某些特殊溶液配合制成黏合剂，才能使骨骼裂损处黏合或固定。

（5）材料无空隙，多与自体骨混合使用。

（6）有硅胶溶入血液，对肾脏不利。

八、磷酸三钙类（β-TCP）

1. Ca$_3$(PO$_4$)$_2$是钙磷陶瓷 CHA 的主要材料之一，也是 CHA 的发展方向之一，可分为致密型和多孔型两种。

2. 可降解的生物陶瓷，降解速度可达 15 个月。

3. 具有良好的生物相容性，无局部及全身毒性反应。

4. 人工合成品无感染传播源，无排斥反应。

5. 难点：制孔技术有待提高，大多数为封闭孔，无法达到孔孔相通、孔道均匀。

6. 陶瓷的制备

（1）黏结剂：PVC 溶液（3%）。

（2）成孔剂：20～30 目球形或柱形硬脂酸；磷酸钙原料粉末；各种粒度 TCP 原料粉末。

（3）定量磷酸钙粉末加入成孔剂，用 PVC 溶液调和，压模，烘干。

（4）特定温度下烧制：1170℃以下烧制 β-TCP，1230℃以上烧制 α-TCP。

（5）陶瓷体的大孔径为 400～700μm，小孔径为 10～30μm。

九、骨生长诱导材料

骨生长诱导材料是一类从血液、血小板、血浆、骨髓中提取的，能促进诱导骨骼细胞或胶原蛋白、胶原纤维生长的物质。其一般与其他骨植入材料复合使用。

第八节 珊瑚羟基磷灰石的临床应用

一、总述

产品名称：羟基磷灰石生物陶瓷。

本产品作为填充材料用于眼科、骨科、口腔科和颌面部骨缺损的修复和融合。

产品规格和用途见表1.3。

表 1.3 CHA 产品的规格和用途

型号	规格（mm）	羟基磷灰石含量	临床应用
球形	160、180、200、220、240、260、280	＞95%	眼科：眼球剜除术后作为义眼台
块状	梯形、10×10×10、10×10××20、20×20×40、5×5×10（骨条）、异型（定制）	＞95%	骨科：颈椎后路黑川手术、骨缺损等 颌面外科：骨缺损
颗粒	Φ0.25～1.0、Φ0.4～1.0、Φ1.0～2.0	＞95%	骨科：骨缺损 颌面外科：骨缺损 口腔科：口腔种植（骨增量手术） 美容整形：面骨骨增量

二、羟基磷灰石义眼台（简称"义眼台"）

义眼台是采用天然珊瑚为原料，经加工而成的眼科植入材料，是一种具有良好生物相容性的多孔生物陶瓷，其独特的孔隙结构植入眼窝后，可以在义眼台内部形成良好的血循环，改善血液供应，被人体组织高度接纳并发生整合，不易发生移位，与眼外直肌连接后，可实现与健眼的同步运动。

预防和治疗眼球摘除或者眼内容物剜除术后眼窝凹陷的根本措施是在眶内放置植入物。它不仅可以预防和矫治眼窝凹陷，还可以改善义眼的活动度。羟基磷灰石生物陶瓷以其较好的生物相容性、易血管化、植入后稳定和不易排出等优点广泛用于眶内植入材料。

产品适应证：适用于无眼部恶性肿瘤、无急性眼部炎症的眼球摘除或眼内容物剜除手术时的一期眼窝填充手术；已行眼球摘除或眼内容物剜除手术的二期眼窝填充手术，并可用于儿童的眼窝填充手术。

也可用于替换既往植入的品质较差的义眼台，如硅胶、玻璃等脱出率高的植入物。

（一）产品图片（图 1.23）

产品图片及使用效果如下。

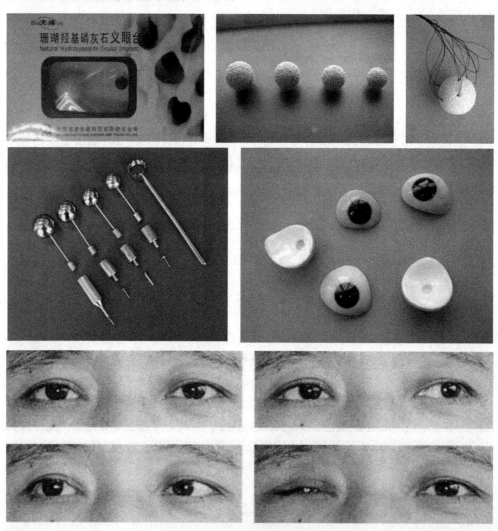

图 1.23　羟基磷灰石义眼台。

（二）手术方法

手术均采用结膜下浸润及球后阻滞麻醉。

（1）一期羟基磷灰石义眼台植入采取3种术式。①术式Ⅰ：用于眼球破裂、眼球轻度萎缩，巩膜能全部或大部分包裹义眼台的患眼。常规行眼球摘除术，将取出的眼球仔细处理，清除角膜、葡萄膜等眼内组织，仅保留巩膜壳，预置上下内外直肌缝线放射状剪开巩膜，将义眼台包裹牢固，缝合巩膜切口，植入肌锥腔，调整位置，结扎内外上下直肌，缝线于巩膜窗口前界的巩膜上，无张力缝合筋膜与结膜囊，结膜囊涂抗生素，放塑料眼模，加压包扎。②术式Ⅱ：用于巩膜足够大、青光眼绝对期伴巩膜葡萄肿的患眼。沿角膜缘做球结膜环切，分离球结膜及筋膜至赤道后，切除角膜剜除眼内容物，彻底清除葡萄肿组织，沿神经周围切开巩膜，使视神经与眼球断离，在下直肌与内直肌间，上直肌与外直肌间将巩膜切成2片，将义眼台植入巩膜腔，间断缝合巩膜切口，其余步骤同术式Ⅰ。③术式Ⅲ：用于眼球萎缩较重、无足够巩膜可用、结膜囊浅窄又无须施行结膜囊修补术和成形的患眼。常规眼球摘除，剪断视神经后，将该处巩膜连同视神经开窗式切除，在4根直肌间垂直切开巩膜至赤道，翻转巩膜，将义眼台植入肌锥，将上下内外直肌预置线分别成对交叉穿过眼台前端的孔道打结。其余步骤同术式Ⅰ。

（2）二期羟基磷灰石义眼台植入术式有2种。①术式Ⅰ：已行眼球内容物剜除，特点是眼外肌发生痉挛，残留的巩膜腔发生粘连。切开结膜后，充分分离粘连的巩膜组织，斜形剪开巩膜，尽可能分离出眼外肌间隙，将自体巩膜覆盖的义眼台植入肌间隙。②术式Ⅱ：适用于眼球已被摘除的患眼。切开结膜及其下筋膜，仔细分离并找到外直肌断端，尽可能分离原肌间隙，将义眼台植入肌间隙，双层异体巩膜覆盖义眼台前，将眼外肌断端固定缝合于异体巩膜前，分层缝合筋膜囊和结膜切口。

术后处理：术后加压包扎三四天，全身应用抗生素、糖皮质激素三四天，拆眼封后用妥布霉素、地塞米松滴眼液点眼两三周，术后两三周安装仿真义眼片。

（三）临床疗效及并发症预防

羟基磷灰石义眼台的生物学特征与手术并发症的关系：羟基磷灰石义眼台为人工合成或取材天然珊瑚模仿人体骨组织网状多孔的微细结构制成，其组成与人体骨组织的基本成分相似，能预防假囊形成和允许新的纤维血管及骨细胞生长，它有较好的生物相容性和化学稳定性，同时又有生物力学及形体学特征。

近年来，羟基磷灰石义眼台作为填充物植入矫治眼窝凹陷，使义眼运转自如、活动度好，已为眼科界专家共识。然而，该手术仍存在一定比例影响疗效的并发症，首先就羟基磷灰石材料的生物学特征进行分析：①资料表明，羟基磷灰石虽然生物相容性好，但仍有很低的排斥反应发生率，而排斥反应亦可致纤维血管内生延迟或不充分，未能达到抗感染的目的；②羟基磷灰石作为植入物，其表面坚硬、粗糙，其机械刺激可致周围组织发生炎性反应，从取出的羟基磷灰石检查发现，炎症细胞是由多形核细胞和浆细胞组成；③包裹羟基磷灰石义眼台表面的同种异体巩膜可产生溶解坏死，有导致植入义眼台失败的可能；④羟基磷灰石的血管化过程也使手术的优点及并发症密切相关。其生物学因素可致周围组织渗出、发炎、增生、血运不好、迟缓愈合，进而产生如结膜切口裂开、下穹隆变浅、义眼台暴露等并发症。其中，义眼台暴露是最为常见的并发症之一，发生率为16%～21%，吴中耀等报道为9%～28%。

针对羟基磷灰石义眼台植入术易发生的并发症问题，应采取不同的手术术式和治疗方法。应根据患眼的具体情况灵活制订手术方案，本文施行的一、二期植入共采用5种术式，临床上均取得较满意的治疗效果。如果情况允许，应尽量安排一期义眼台植入，因为一期植入无论从手术操作的难度、术后满意度、眼球活动度来看，都比二期效果好。具体来说，因绝对期青光眼、眼外伤等眼球摘除术或眼内容物剜除术可选择一期植入术，而已行眼球摘除、眼内容物剜除术后1个月以上，则应选择二期手术植入。这类患者多有眼窝凹陷、上睑塌陷、下睑松弛、上睑下垂、结膜囊狭窄、眼眶及颞部发育不全等症状。

要注意手术操作的细节，把握好几个重要环节：①术中要尽量保证球结膜及筋膜的完整性，不要轻易撕裂。尽量使用自体巩膜包裹覆盖义眼台，以创造光滑的表面，避免坚硬、粗糙的义眼台刺激周围组织。②要充分控制眼内压力，减少义眼台前突，保证筋膜、结膜无张力缝合。③止血要彻底，避免形成眶内血肿。④球后麻醉追加麻药时要控制剂量，过多会造成眶内组织肿胀，导致义

眼台植入困难。掌握手术的指征和时机，眼结膜囊、球结膜和筋膜的健康状况直接影响伤口愈合，对一些感染未完全控制，结膜囊粘连、萎缩、眼部肿瘤放射治疗病例应谨慎选择植入术。义眼台是否血管化对制订手术方案及处理并发症有指导作用。一些义眼台暴露若其本身尚未完成血管化，或因感染已浸及义眼台内破坏了已有血管，要考虑重新换义眼台。

随着义眼台材料的不断改进，手术技术水平不断提高，羟基磷灰石义眼台能最大限度地控制并发症的发生，取得理想的临床效果。

三、羟基磷灰石生物陶瓷

羟基磷灰石生物陶瓷也是采用天然珊瑚为原料，经加工而成的骨科填充材料。它是一种具有良好的生物相容性和骨传导性的多孔生物陶瓷，其独特的孔隙结构与人体松质骨相似，具有孔孔相通的小梁结构。

羟基磷灰石生物陶瓷包括块状、异形、颗粒状和粉状4种结构状态（图1.24）。

产品适应证：生物陶瓷用于骨科骨缺损的修复。临床使用须结合严格的内固定。

颗粒状生物陶瓷可以单独使用，也可以与自体骨混合使用。缺损体积>30mL时，建议采用生物陶瓷与自体骨1∶1的比例混合，填充缺损部位（图1.25）。

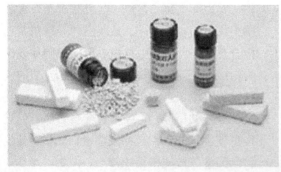
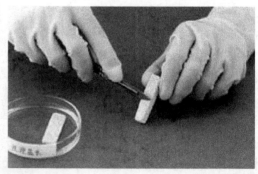

图1.24　珊瑚羟基磷灰石的各种形状。

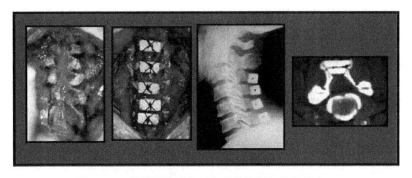

图 1.25 珊瑚羟基磷灰石在颈椎缺损部位的填充。

（一）CHA 用于骨折造成的骨缺损

对于骨折造成的骨缺损，以往多采用自体髂骨移植，并且取得了较好的效果。但是，自体骨移植受到多种限制，也会带来多种并发症，如手术出血过多、供骨区持续疼痛、感觉异常、增加感染机会，给患者带来了痛苦。

CHA 作为骨移植替代物植入人体不会引起炎症反应、免疫反应，具有良好的生物相容性，可与骨组织产生牢固的化学键结合，即骨性结合。其可从根本上免除取自体骨所带来的种种问题，以及因使用异体骨而传染疾病的危险。术中使用机械强度较大的 CHA 作为支柱，同时使用接骨板以减轻植骨块的负荷，以防止塌陷，并提供接骨板加压螺钉即刻的稳定性，减少 CHA 与宿主界面间的微动，从而有利于骨融合（图 1.26）。

对于长管状骨端骨折所致的骨缺损，以往均采用自体髂骨移植，且取得了良好的效果，但有时自体骨移植受到多种限制，同时

也会带来诸多并发症。如自体骨会造成手术出血增多、供骨区长时间疼痛、感觉异常，并增加感染机会，给患者带来痛苦。CHA 作为骨移植替代物，已在口腔颌面外科及颈椎外科等领域取得了良好的效果。由不同珊瑚制成的 CHA，有不同的孔隙率和孔径大小。研究证实，孔隙率和孔径越大，骨长入和沉积速度越快，而机械强度越小；当结缔组织长入后，其机械抗压能力将显著增强，可从根本上免除取自体骨所带来的种种问题，以及因使用异体骨而传染疾病的危险。术中使用机械强度较大的 CHA 作为支柱，同时使用接骨板以减轻 CHA 植骨块的负荷，以防止塌陷，并提供接骨板加压螺钉即刻的稳定性，减少 CHA 与宿主界面间的微动，从而有利于骨融合，避免假关节形成。在完全固定后，使用孔隙率和孔径较大的 CHA 填充，以期获得较快的骨融合。实验结果证实，CHA 能用于长骨干骨缺损的修复，骨愈合后能达到肢体负载和支撑的力学要求。

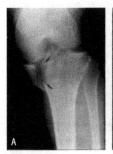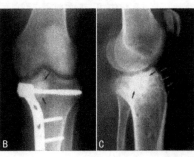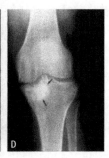

A. 术前，箭头所示骨折部分并有骨缺损。

B. 术后第 2 个月，缺损处植入 CHA，并采用内固定。

C. 术后第 10 个月，内固定取出，可见高密度阴影的CHA。

D. 术后第 23 个月，CHA面积有所减小，与自体骨边界已经完全模糊。

图 1.26 胫骨平台骨折使用 CHA 修复。

正确使用内固定方法和术后功能锻炼也是手术成功的关键。本型骨折以损伤严重、骨折部位不稳定为特点。Blatter 总结了股骨髁部骨折的伤口，多见于高能的交通伤（年轻人群）和低能损伤（老年骨质疏松者）。

AO 动力髁螺钉的优点：该内固定物接骨板与螺钉成 95°角，根据股骨下端的生物力学设计，钢板强度与加压钢板相同，抗折弯力强，髁部钉可起加压作用，位于骨干部位的螺孔用加压钉固定，从而使骨折固定牢固、可靠，不仅愈合率高，而且有利于早期关节功能锻炼和恢复膝关节活动度。

CPM 功能锻炼：对于关节内骨折而言，良好的解剖复位、坚强的内固定的目的在于术后关节能早期进行功能锻炼，这是恢复关节伸屈功能的最佳手段。1980 年，Salt 首先提出 CPM 概念后，许多基础及临床研究证实：CPM 可以抑制关节周围炎性反应，促进肿胀消退，预防切口感染；可以加快关节内滑液循环及血肿清除，减少关节粘连；可以促进关节软骨再生及修复，避免发生创伤性关节炎。CPM 有诱发骨化性肌炎的隐患，术后应立即口服非甾体抗炎镇痛药，可以有效抑制间质细胞转化为成骨细胞，从而预防骨化性肌炎的发生。

骨折解剖复位、牢靠固定是膝关节早期锻炼的基础，膝关节早期锻炼是提高骨折疗效优良率的关键，骨缺损时用 CHA 植入是恢复骨长度、促进骨愈合可行有效的方法。因此，我们认为，珊瑚羟基磷灰石结合 AO 技术是目前治疗股骨髁部骨折较为理想的办法。

（二）CHA 用于良性肿瘤

多数良性骨肿瘤通过刮除或切除手术，肿瘤学预后良好，但植骨术后仍会出现延迟愈合、不愈合、骨折等问题。目前有多种植骨材料已经广泛用于临床，如传统的自体骨移植、异体骨移植，能获得较满意的效果，但仍有局限性，如自体骨来源有限和供区并发症、异体骨的感染和不愈合等。

目前临床应用较多的是羟基磷灰石和硫酸钙材料，而羟基磷灰石是接近人体骨骼结构的，与骨组织的矿物组成和性质接近，其以珊瑚石为模板制成多孔羟基磷灰石，成为 CHA 的替代材料已有几十年的历史。珊瑚羟基磷灰石在创伤致骨缺损而需要植骨的手术中应用多、早，能即刻提供较高的强度，但在骨肿瘤领域应用不多。所以，我们根据移植物吸收与新骨沉积的生物学特征，通过分析影像学和患者的临床表现，以植骨部位的新生骨长入和重塑及患者术后的临床获益情况为评价指标，通过与异体骨的病例对照研究，检验 CHA 能否替代人体异体骨填充骨缺损。研究发现，异体骨的愈合率和愈合速度均高于 CHA，羟基磷灰石的含钙颗粒在植骨部位长期残留。我们的病例研究发现，CHA 的愈合过程较长，吸收缓慢，平均初步愈合时间为 13.3 个月，显著长于异体骨的平均初步愈合时间（8 个月）。由于羟基磷灰石属于难溶盐，植入骨缺损部位后，需要较长时间缓慢降解，完全吸收率较低，很难全部被患者的新生骨长入替代。虽然羟基磷灰石吸收缓慢，但通过骨传导作用，在术后 1 年即可恢复骨强度，并有良好的组织相容性。虽然植骨术后 CHA 颗粒吸收缓慢，但患者术后功能恢复满意，MSTS 评分与异体骨病例无显著差异，而且无骨折和深部感染发生，可以使患者临床获益（图 1.27 至图 1.30）。

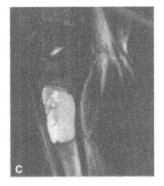

图 1.27 动脉瘤样骨囊肿术前 X 线片及 MRI。

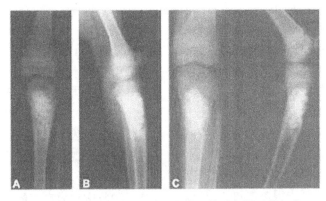

图 1.28 术后 2 个月及 8 个月复查 X 线片，提示有复发。

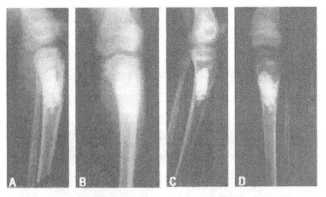

图 1.29 二次术后前后位 X 线片，可见 CHA 边缘已经模糊，与周围自体骨完全愈合。

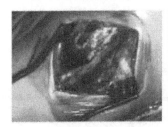
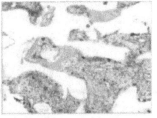

图 1.30 二次手术大体照片及切片，可见 CHA 已与自体骨完全愈合。

（三）CHA 用于脊柱

对于 3 个节段以上的颈椎病、颈椎管狭窄或后纵韧带骨化症，用 CHA 做间隔物进行棘突纵割式椎管扩大成形术，是一种临床疗效良好的手术治疗方法（图 1.31）。

棘突纵割式椎管扩大成形术有限度地扩大了椎管，降低了神经根的牵拉。本组出现术后神经根功能障碍的只有 3 例（1.2%）。安装间隔物，避免了椎管扩大术后发生回复、扩大成形空间再丢失的问题，扩大成形空间左右平衡对称，棘突间隔物在术后形成完整的椎管后壁，避免瘢痕长入椎管，手术后棘突位置居中，有利于后部肌群的止点重建，左右肌张力平衡，后柱结构恢复好，最大限度地维持了颈椎的稳定性。

CHA 的应用避免了髂骨取骨后所致的取骨部位的血肿、骨折、疼痛等并发症的危险。CHA 可术前制备、减少出血、缩短手术时间，而且骨量充足、形态稳定。而棘突间是非负重区域，并不强求很高的抗压强度。随访的影像结果证实，珊瑚羟基磷灰石除了可作为间隔物外，还可与棘突骨融合，在末次随访时融合率达到 83.5%，较同科室早期随访时高。说明 CHA 与骨的融合随时间推移而增加。在一些长期随访的患者中，CHA 内面有骨纹理的骨桥形成，在融合部位形成自体骨，达到与自体骨植骨相似的效果。

珊瑚羟基磷灰石虽然没有骨诱导性，不能自身成骨，但具有良好的骨传导性，珊瑚骨具有良好的孔隙，有利于骨长入。劈开的棘突是有活性的骨组织，有各种具有骨诱导能力的骨生长因子和骨形成蛋白等，并代谢破骨细胞和成骨细胞。破骨细胞可降解羟基磷灰石。成骨细胞在此基础上成骨，将 CHA 与棘突骨固定在一起，可使骨长入 CHA 内达到愈合。

从 CT 复查结果看，确实有些 CHA 未能与棘突融合，甚至有少量碎裂，但由于有纤维粘连，未出现 CHA 位移，由于棘突不是主要负重部位，对临床疗效无明显影响。1999 年以后应用的 CHA，由于密度提高、抗压性增强，未发现碎裂现象。

综上所述，对于 3 个节段以上的颈椎病、颈椎管狭窄或后纵韧带骨化症，用珊瑚 CHA 做间隔物进行棘突纵割式椎管扩大成形术，是一种临床疗效良好的手术治疗方法。CHA 的降解速度较慢，在长期随访的病例中，虽可见 CHA 内面有骨桥形成，CHA 也只是少部分被替代，未发现 CHA 完全被自体骨爬行替代的节段。真正同时具有骨传导性和骨诱导性的 CHA 仍然是广大骨科医生适用的骨移植替代物。

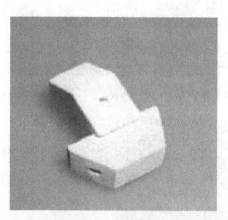

图 1.31　块状 CHA。

颈椎前路手术（图 1.32 至图 1.33）：

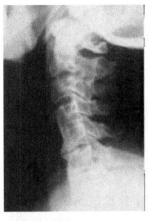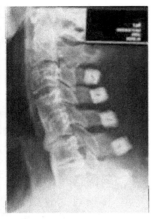

图 1.32　男性患者，45 岁；诊断：颈椎病术后；黑川手术。

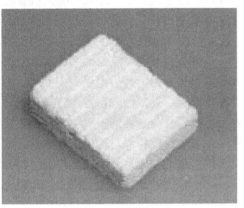

图 1.33　块状 CHA。

从随访得到的影像学结果和术前影像学检查的对比可以看出，在 CHA 融合过程中，手术所纠正的椎间角和颈前屈的改善在融合过程中得到了很好的保持，避免了以往自体骨或异体骨在融合过程中因骨吸收引起植骨块骨压溃，从而造成手术纠正的椎间角和颈前屈术后丢失的情况。

随访的 CT 检查可以证明，CHA 在融合过程中除了有牢固可靠的支撑作用外，还具有良好的应力传导作用。术后患者在 6 个月即有骨桥形成。

随访的影像学结果及术后 CHA 的病理电镜检查可以证实，CHA 除具备以往陶瓷、钛块的填充作用外，还可以逐渐分解，被人体自身的成骨所替代，在融合部位形成自体骨，达到与自体髂骨植骨同样的自身骨融合的效果。

CHA 可通过应力传导诱导骨生长，在 CHA 周缘吸收替代形成骨壳，逐渐替代 CHA，而整个过程中，中心区仍保持坚强的支撑作用。

CHA 的使用，有效地避免了髂骨取骨后带来的取骨部位血肿、取骨区骨折、神经损伤造成的假性神经瘤等并发症的产生，减少了因取骨手术而带来的并发症的危险，为患者减少了不必要的痛苦，同时也避免了异体骨来源、异体骨的排异反应等一系列问题。

用 CHA 替代自体髂骨进行颈椎前路植骨融合术，是一种临床效果良好的手术治疗方法（图 1.34）。

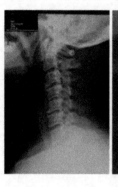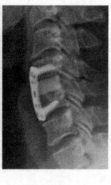

图1.34　男性患者，69岁；诊断：颈椎椎间盘突出症 C4/5；手术：颈椎椎间盘突出颈前路减压 C4/5 间盘摘除 ZEPHIR+CHACHA。

四、羟基磷灰石生物陶瓷骨粉（口腔颌面外科骨增量材料，简称"骨粉"）

骨粉是以特定的天然优质珊瑚为原料，经过一系列复杂的热液置换反应转换成的羟基磷灰石材料。产品不仅具备羟基磷灰石良好的生物活性，而且继承天然珊瑚独特的多孔结构，不含有任何有机成分。其化学成分和空间结构与人骨相似，提供骨引导支架，有利于新骨组织的长入。多孔结构保证新骨组织的新陈代谢，生物活性高，愈合时间和自体骨相同，愈合后生物力学特性与周围自体骨一致。

产品适应证：口腔颌面外科、种植、牙周病治疗中的骨移植术及填充骨缺损。

（一）骨粉用于牙种植骨增量手术

牙种植区骨量不足非常多见，骨移植材料的选择是骨增量技术成败的关键。异种骨移植可为骨组织的生长提供理想的框架结构，引导骨再生。牛骨中提取的纯无机骨基质是目前应用比较广泛的骨移植材料。Bio-Oss 是从牛骨中提取的不含有机成分的生物骨矿，移植后的吸收现象已得到证实，但由于价格因素等原因，其应用受到限制。

骨粉来源于天然珊瑚，是一种具有良好生物相容性和骨传导性的多孔生物陶瓷。其孔隙结构与骨松质相似，其多孔性结构为新骨长入提供通道和容纳场所，有利于材料深部组织的营养供应。骨粉为无机物，亦避免了植入材料常见的抗原性及排斥反应。

病例：

（1）上颌窦侧壁开窗提升（图1.35至图1.39）。

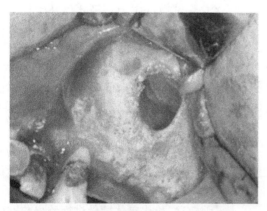

图1.35　上颌窦侧壁开窗，厚度＜3mm。

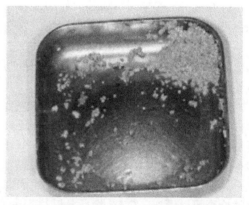

图1.36　将CHA与少量自体骨及血液混合。

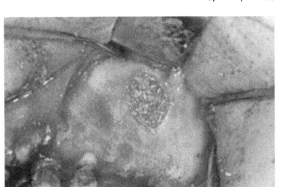

图 1.37　将 CHA 混合物植入上颌窦。

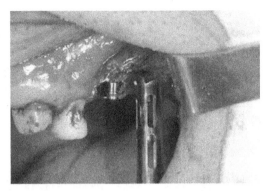

图 1.38　6 个月后二次手术，翻开骨黏膜瓣，用取骨钻钻取少量骨组织。

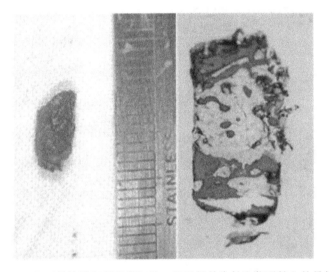

图 1.39　取下骨块进行组织学切片，显示新骨生长取代了植入的骨粉。

（2）上颌骨缺损修复（图 1.40 至图 1.44）。

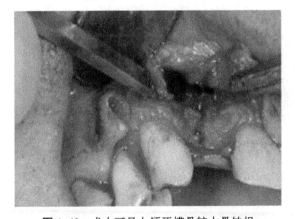

图 1.40　术中可见上颌牙槽骨较大骨缺损。

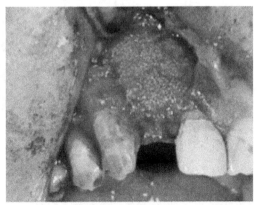

图 1.41　植入 CHA。

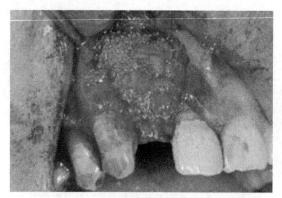

图 1.42 表面覆盖少量自体骨。

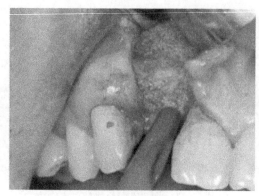

图 1.43 二期手术翻开骨黏膜瓣。

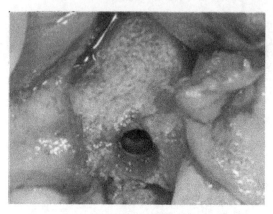

图 1.44 植入种植体，可见周围成骨良好。

（3）上颌牙槽骨骨缺损（图 1.45 至图 1.49）。

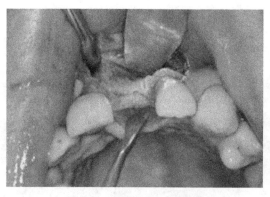

图 1.45 牙槽骨明显骨缺损。

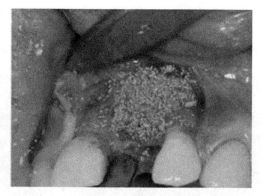

图 1.46 植入 CHA。

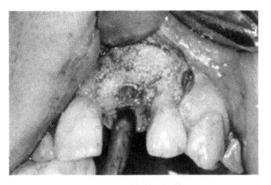

图 1.47 覆盖胶原膜。

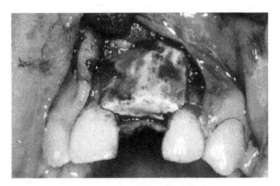

图 1.48 术后伤口愈合良好。

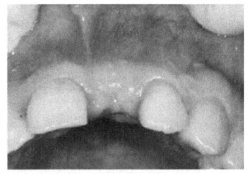

图 1.49 术后 6 个月，二期手术翻开骨黏膜瓣，显示新骨生长良好、骨量充足。

（二）骨粉用于颌面部骨增量手术

面部的外表主要是由下面的骨骼形态决定的。羟基磷灰石是几种能够增强面部骨骼突起的材料之一。

颌骨囊肿在临床上很常见。由于它早期无症状，常不易被发现，确诊时往往已有较大的骨腔形成，其根治方法为外科手术刮治。颌骨囊肿刮治后，常遗留较大的骨腔。以往刮治后常用碘仿纱条填塞骨腔，但骨修复较慢，且难以恢复原有的骨性生理结构及外形，愈合时间长，较大的囊肿还容易感染。

颌骨缺损的修复一直是口腔医学的一个重要课题，传统的修复方法主要是自体骨移植，但会给患者造成二次创伤，增加了患者的痛苦。自 20 世纪 80 年代初 Kent 等将 CHA 引入口腔颌面外科，目前这种骨移植替代材料已广泛应用于颌骨缺损的修复，并取得了良好的效果。一般认为，良好的骨移植替代材料应具备以下特点：①良好的组织相容性；②高度的骨引导性；③具有大的内表面积和多孔性，有利于成骨细胞黏附及新生血管、骨组织长入；④吸收速度相对缓慢；⑤与天然骨相近的弹性模量，以适应应力改变的环境。

CHA 具有良好的生物相容性，呈多孔状结构，具有与人体松质骨相似的内联孔结构，孔径均匀，易于骨组织长入。其可加速骨缺损的修复，因而具有良好的骨引导作用，同时还克服了自体骨和异体骨移植的缺点。另外，它不长期留置于体内，经过一段时间后可降解，对机体组织无毒性，目前为临床应用广泛的一种骨填充材料，而且其效果肯定。CHA 经长期观察与骨组织结合良好，无毒性及排斥反应，是一种良好的颌骨缺损填充材料。

（三）骨粉用于面部骨提升手术

一些美容和重建手术需要颅颌面区域扩建术。许多不同的材料和技术被大量应用。珊瑚羟基磷灰石作为一种骨移植替代物已经被证明具有良好的生物相容性。有研究进一步分析了在颅颌面区域提升术中使用多孔珊瑚羟基磷灰石颗粒进行美容和重建，并对其长期临床效果进行了评价。

研究回顾了多孔珊瑚羟基磷灰石颗粒在 180 例患者、393 台手术中的使用情况，描述并讨论了手术技巧，以描述性统计和 Spearman 双变量回归来评价统计学显著性（$P>0.05$）。在所有手术中，61.6% 的手术目的为重建，另外 38.4% 为美容。上颌骨为手术的常见部位（44.3%），以下依次为下颌骨（21.6%）和颧骨（15.4%）。手术并发症的发生率为 5.6%（22/393），其中，外形不规则占并发症的 59%（13/22），感染和颗粒的挤出占并发症的 1.3%。手术优良率为 96.4%。

多孔珊瑚羟基磷灰石颗粒在颅颌面轮廓的美容和扩建术中具有显著的效果及多种适用性，并且具有稳定性高、生物相容性好以及安全性高的特点。使用中，建议无菌操作，注意在设计骨床时不应撕裂骨膜，并且在放置颗粒时应紧贴骨膜下，在放置颗粒的位置要压紧颗粒物，一般所需的颗粒物体积要超过所计算理论总体积的 15%，闭合时应防水密闭，术后轻击手术位置以防止移植

颗粒活动。外科指征的正确选择，以及严格遵守上述原则，可以达到一个满意的长期临床效果。

（四）面部骨骼提升的临床研究

一些美容和重建手术需要颅颌面区域扩建。许多不同的材料和技术被大量应用。应用于此目的的材料有自体移植物，如皮质骨和松质骨、软骨及骨膜、存储骨，以及 CHA 移植物、游离骨皮瓣、异体移植物及异质整形材料。传统上自体骨移植物是优先的选择，但是其缺点也是显著的，包括需要一个供体部位、在重建较大缺损时及用于以后的手术时提供的数量有限、塑形有限，以及难以预计的术后吸收。

珊瑚羟基磷灰石已经证明在作为骨移植替代物使用时有良好的生物相容性。多孔珊瑚羟基磷灰石颗粒是珊瑚羟基磷灰石的一种形式，是将海洋珊瑚通过水热交换反应，把珊瑚碳酸钙转化为羟基磷灰石（磷酸钙的一种形式），并保持了其自然多孔的超微结构。孔的直径为 200μm，有助于骨和血管的长入。它自身没有成骨的能力。由于它具有与骨组织主要无机盐相似的化学成分，因而很容易与宿主的骨组织结合为一体，却不会大量吸收，也不会产生临床上显著的异物反应。这些特性使其可以安全地应用于颅面的重建，并可以产生预期的效果（图 1.50 至图 1.53）。

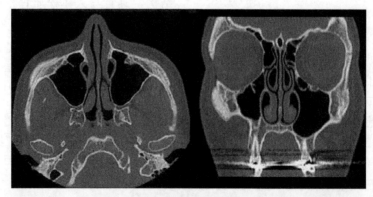

图 1.50　CT 轴位片及冠状位图像显示 CHA 植入颧骨表面的情况。

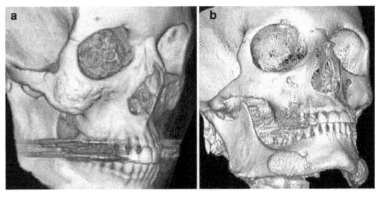

图 1.51 颌面部三维重建 CT 图像显示植入颧骨（左图）及植入下颌骨下颌角区域（右图）的 CHA 外形以及厚度。

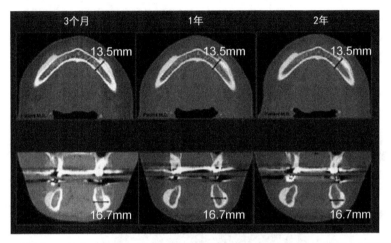

图 1.52 下颌骨 CT 轴位（上图）和对应的冠状位（下图）显示 CHA 的厚度 2 年随访期保持良好。

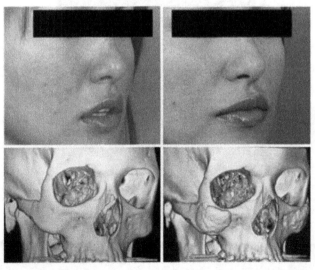

图 1.53 术前（左图）及术后 2 年（右图）照片以及相对应的 CT 三维重建图片显示，颧骨增高后，面中部软组织明显改善。CT 显示 CHA 厚度依旧保持一定的高度，未见骨吸收及软组织萎缩。

第九节 珊瑚羟基磷灰石常用器械介绍

一、珊瑚骨填充套盒各器械使用说明（图 1.54）

1. 剥离器

（1）柳叶形骨膜剥离器：用于在精细部位的骨剥离，如鼻骨、眉弓等。

（2）正方形骨膜剥离器：用于较大范围剥离骨面时使用，如额骨、下颌等。

（3）双头剥离子：用于在术中骨面上精细剥离，如泪沟。

2. 单头抚平器：用于术中调节珊瑚骨填充物位置和均匀使用。

3. 珊瑚骨填充管

（1）Ø4mm 填充管：常用于颞部、鼻基底、下颏、鼻部。

（2）Ø3mm 填充管：用于面部五官各部位骨容量填充。

（3）Ø2.5mm：主要用于眉弓、额部、眼眶骨周围及精细部位填充。

4. 材料填充槽：用于放置珊瑚骨材料的器械。

5. 骨锉：用于珊瑚骨取出，锉除与原骨面相结合的部分。

6. 骨刮匙：用于取出残留在术口周围组织的珊瑚骨粉。

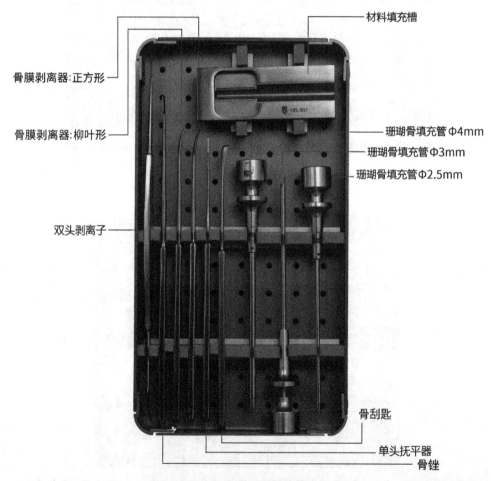

图 1.54　珊瑚骨填充套盒。

二、珊瑚骨装填示意图（图 1.55）

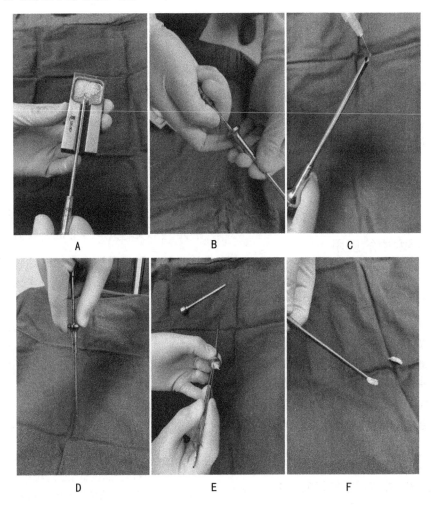

图 1.55 珊瑚骨装填示意图。A. 将珊瑚骨倒进放置槽。B. 珊瑚骨填充管卡好需填装的刻度，填充管斜面朝上填装珊瑚骨。C. 为防珊瑚骨从管孔中流出来，可在管口滴一两滴水。D. 即使管口垂直，珊瑚骨也不会流出来。E、F. 再次填装时，需要用棉片把管里的血液通干净。

第十节 珊瑚羟基磷灰石各部位填充剂量

目前国内生产的珊瑚羟基磷灰石，用于美容外科常用的规格有每瓶 1.2mL、1.8mL 和 2.4mL。

在面部各部位的常用填充剂量如下：

（1）鼻梁：1.2～2mL。

（2）双侧鼻基底：1.8～2.4mL。

（3）下颏：1.2～2.4mL。

（4）双侧下颌缘：1.2～2.4mL。

（5）双侧颧骨：1.8～2.4mL。

（6）泪沟双侧：0.6～1.2mL。

（7）双侧眉弓：1.2～1.8mL。

（8）双侧颞部：1.8～3.6mL。

第二章

珊瑚羟基磷灰石颗粒在颅面整形美容手术中的应用和手术部位

第一节　珊瑚羟基磷灰石颗粒在颅面整形美容手术中的应用

　　面部轮廓主要是由骨骼形态决定的，先天性发育不良（如遗传）或后天性获得（如外伤、肿瘤、不良生活习惯、老年退行性变等）可导致骨骼凸度不够、缺损或不对称，进而导致面部畸形，影响面部轮廓形态。如何找到一种安全、合适且操作方便的骨骼填充材料一直是整形美容外科医生的难题。羟基磷灰石是几种能够增强面部骨骼突起的材料之一。笔者采用羟基磷灰石及多孔珊瑚羟基磷灰石填充面部多部位骨骼已有 20 余年的临床经验，并取得了较好的效果。方法：选择 1993 年 1 月至 2021 年 9 月期间的 3400 余例应用羟基磷灰石行颅面部填充术患者（随访至今者 1400 余例，部分患者同时行多部位填充），其中，上颌骨前壁 1772 例，眉间 467 例，额颞部 720 例，鼻部 684 例，下颏 435 例，下眶部 43 例，下颌骨 5 例，颧骨 3 例，根据手术部位不同，术前做好标记并预计填充量，局部麻醉下剥离骨膜，将羟基磷灰石颗粒均匀填充至手术部位。结果：经过多例手术（手术前后照片及 CT 三维重建影像）随访对比，证实采用羟基磷灰石颗粒作为面部骨骼填充材料安全可靠，术后医患双方满意度较高。结论：羟基磷灰石颗粒应用在整形美容外科领域有其无可比拟的优越

性，如能对其原理充分理解及合理操作，将会是整形美容外科专业的重要方法。

一、面部骨骼提升术的原理

　　所谓微创面部骨骼提升术，就是将 CHA 植入颅面骨膜下，以改善面部的轮廓形态，达到面部软组织立体长久提升的微创手术。

　　原则上，为了获得更自然、和谐的面部年轻化，应该矫正所有老化过程引起的改变。而传统上，软组织提升和悬吊已经构建了大多数面部年轻化手术的基础。但是，由于老化引起的面部骨骼改变以及这种改变对面部外观的影响，并没有被充分认识到。

　　对面部骨骼基础的变化缺乏正确的认识，限制了很多年轻化手术的潜在效果，以往的面中部提升术均是将松垂的皮肤软组织向上、向后或向后上方的平面提升，对于部分病例，这恰好进一步暴露了骨吸收对外观的影响，而骨提升技术则是将面部软组织向上、向后、向前的立体提升，帮助恢复年轻时的轮廓。骨骼框架的矫正即骨骼提升技术正逐步成为整形美容医生面部年轻化手术的必备技术。

　　随着老化过程，面部骨骼的特定区域被逐渐吸收。具有容易被吸收倾向的区域包括面中部骨骼、上颌骨前壁鼻旁区、梨状孔区、眼眶缘上内侧以及下外侧、下颌骨的颏前区域等（图 2.1）。

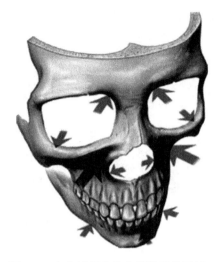

图2.1 老化过程中的容易被吸收区域。

二、材料和方法

（一）基础研究

CHA的性能特点：

（1）与人骨高度相似的化学成分以及空间结构，提供骨引导支架，有利于新骨组织的长入（图2.2和图2.3）。

（2）内表面积大，表面活性高。孔孔相通的多孔结构保证新骨组织的新陈代谢。

（3）内联孔结构在新骨长入后，形成机械性内锁，增强材料界面的结合力。

（4）与天然骨类似的小而致密的纳米羟基磷灰石，具有良好的组织相容性以及生物活性，愈合时间和自体骨相等，愈合后生物力学特性与周围骨一致（图2.4和图2.5）。

（5）可以有效防止新生骨的吸收，长期有效地保持骨量。

（6）与异体骨（来源尸体骨）、异种骨（来源猪、牛骨）相比，更加洁净，更无排斥反应（图2.6和图2.7）。

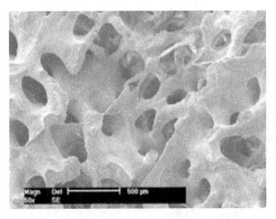

图2.2 电镜扫描图显示角孔珊瑚孔道结构。

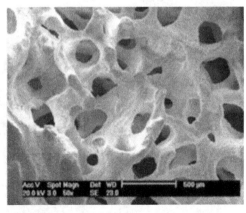

图2.3 电镜扫描图显示人骨孔道结构。

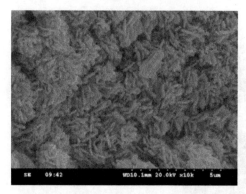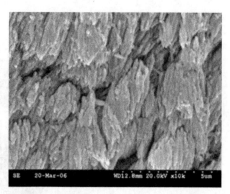

图 2.4 CHA：小而致密的纳米晶体结构与人骨相似（TEM×10.0k）。

图 2.5 天然骨：小而致密的天然磷灰石晶体（TEM×10.0k）。

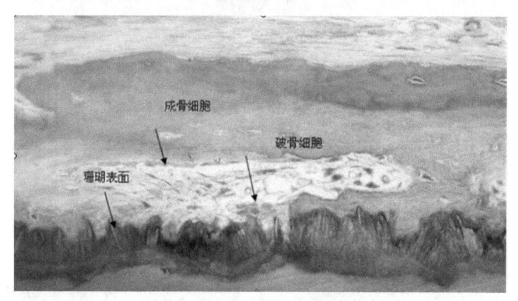

图 2.6 CHA 植入后表面成骨和破骨细胞。

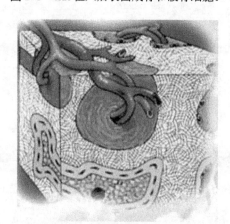

图 2.7 图像显示新生骨长入以及血管化，保证新骨组织的新陈代谢。

CHA已经在临床多个领域广泛应用,30年临床以及数百万病历验证其安全有效。CHA球状产品作为义眼台成为眼球整形的主流产品。CHA骨块、骨粉在骨科骨缺损以及脊柱外科、口腔种植科、颌面外科均有广泛应用。CHA在整形美容外科也有广泛的临床应用,尤其是面部骨骼年轻化手术,已经成为21世纪流行的前沿技术。现临床手术使用的CHA产品由1993年从美国引进技术,后经不断改进,质量进一步提高,已形成独特的生产工艺,并在1997年获得了发明专利。国家药监局于2002年10月批准生产,并在国内骨科、口腔科、眼科等临床得到了广泛的应用,获得了各科专家的好评和青睐。

三、临床应用及适应证

珊瑚羟基磷灰石生物陶瓷,多孔,颗粒不规则,质量轻,不易移动,植入后血液进入多孔,纤维蛋白把各颗粒连接在一起,不容易变形,容易操作塑形,特别适合面部轮廓增大性手术,笔者临床应用获得很好的美容效果,无任何异物反应,消肿迅速如同自体组织移植,说明产品工艺质量过关,可安全放心使用。

CHA的临床应用适应证包括:

(1)颅面骨增大性手术:面中部凹陷矫正术(包括骨质性鼻唇沟矫正术)、颞部凹陷矫正术、丰额术、隆眉间术、隆眉术、隆鼻术(尤其是对硅胶假体排异者)、隆下颏和下颌骨增大术。

(2)颅面骨因外伤疾病或手术生活习惯等所导致的局部凹陷畸形面部不对称的矫正。

(3)面部骨骼提升术,老化性骨骼变化的矫正技术。

结果:通过1993年至2021年我们对3400余例(随访至今者1400余例)患者的羟基磷灰石临床使用,发现其手术操作简单,成功率及患者满意度均较好。

四、并发症及防治

1.血清反应性肿块的原因:早期材质不够纯净,组织反应性大,术后加压不够,加之渗出出现重力性堆积。预防:适度加压包扎和保持一定的时间。处理:抽液后按压塑形重新加压包扎1周。

2.塑形后不满意。包括:①不规则;②不对称;③连接不自然;④过量:3个月之内用吸出法,然后挤压变平,4～6个月后在骨膜下剥离,骨锉加盐水冲洗吸除;⑤不足:3个月之内将颗粒直接注入骨的表面而位于旧的植入物之下,4～6个月后则植入骨膜下、旧的植入物之上。

3.感染:常规消毒不会出现感染,预防措施:①避免上皮组织、棉丝等异物进入术腔;②向术腔内加入少量抗生素,如出现感染,应考虑上皮或异物进入,应清除填充物,抗菌液冲洗,加压包扎。

4.颗粒向入口处拥挤而凸起或挤出。原因:切口与填充区过近,切口下填充过多或包扎不当。预防:①切口与填充区有一个过渡通道;②填充在近切口端放置部分大颗粒;③切口行内缝合。处理:如切口处凸起挤压无效,在局部麻醉下部分刮除。

5.疼痛:颗粒挤入神经孔而对神经形成压迫,神经孔周围骨膜被掀起过高,造成神经牵拉而疼痛。如出现此情况,应将神经孔周围颗粒冲洗吸出,孔周围减少填充量,避免剥离神经孔处骨膜。

五、为什么要用珊瑚羟基磷灰石

1."缺什么、补什么"

面部轮廓主要是由骨骼支架所决定的。由于先天发育或后天生活习惯、疾病、外伤、手术等导致,面部骨骼凸度不足影响容貌,轻者可用软性材料部分矫正改善，重者应首选羟基磷灰石生物陶瓷植入，增加骨骼凸度，以保持面容视觉的质感。简要来说，组织容量上骨骼的问题用骨来解决，软组织的问题用脂肪解决。

2. 安全

试验及大量病例已证明，珊瑚羟基磷灰石在骨移植替代物使用时具有很好的生物相容性。珊瑚羟基磷灰石是将海洋珊瑚通过水热交换方式把珊瑚碳酸钙转化为羟基磷灰石，并保持了自然多孔的超微结构。孔的直径为200μm，有助于骨和血管的长入，它自身没有成骨的能力，而是与宿主的骨组织结合为一体，自身不会被吸收，又无异物反应，这些可以使其安全地应用于颅面骨的重建，并可产生预期的效果，填充部位原有骨不会缩小，也不会引起周围软组织的萎缩（图2.8）。

3. 手术结果可预见、可控，永久自然。

4. 可大大减少注射美容填充剂的滥用。

5. 微创操作简单，切口小（3～6mm）、易操作、手术时间短、恢复快，更符合微创手术的原则。

6. 应用历史长、范围广，病例多，并发症少。

7. 术后医患双方满意度高。据美国文献报道，在393例手术中，96.4%的患者都有一个满意的美容效果。我们经过20余年的临床实践，数千余例患者的手术满意度高于这个比例。

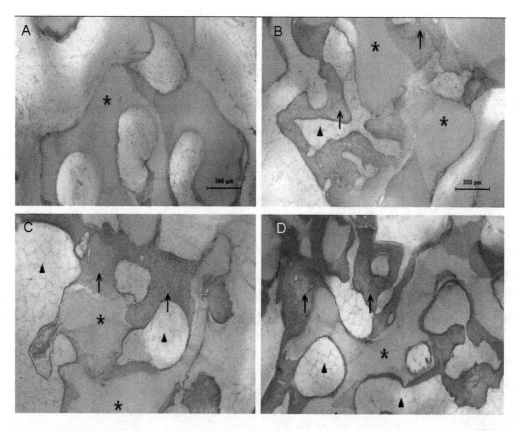

图2.8 动物实验硬组织切片（40倍光镜照片）。新生骨（＊）CHA（▲）软组织及血管新生骨长入CHA材料，孔孔之间有明显的血管化。A. CHA植入后第一周。B. CHA植入后第二周。C. CHA植入后第三周。D. CHA植入后第四周。

面诊时，有很多求美者会关心珊瑚羟基磷灰石和骨粉的差别。实际上，从原料、形状、植入方式、植入层次、近骨性、生物活性等方面，珊瑚羟基磷灰石对比骨粉都有着非常大的突破。表2.1列出了珊瑚羟基磷灰石和传统骨粉的区别，可以让大家有更直观的了解。不同种类羟基磷灰石性状的比较见图2.9。

1.人工合成羟基磷灰石
- 颗粒状：用管状器械植入。代表：川医产。
- 糊状：注射用，注入组织固化后成坚硬石块，难于完全注入到骨膜下。
- 固化后如欲取出，切口不能小于石块。代表：瑞邦产品。

2.人类骨骼提取的HA：术后反应较大，已很少使用。

3.从珊瑚提取的多孔羟基磷灰石
- 1. 粉状：用管状器械植入，吸收不易塑形，不宜在美容外科应用。
- 2. 注射：载体（胶原蛋白、奥美定、玻尿酸）+粉，所谓微晶瓷即本类产品。
- 3. 片状或块状或与其他材料混合，不宜在美容外科应用。
- 4. 颗粒状：用管状器械植入，适合在美容外科应用。

图2.9 CHA的分类。

表2.1 珊瑚CHA与骨粉对比表

	珊瑚CHA	骨粉
来源	天然珊瑚	两种以上酸性或碱性磷酸钙盐用水调和
性状	多孔颗粒状	糊状
单位体积重量	轻	重
植入方式	微创剥离骨膜后植入	粗针注射
植入层次	骨膜下	多骨膜外
植入后活动度	无	易活动
植入后转归	与原有骨组织融为一体，具有生物活性	植入一块较纯净的石头，无活性
与周围组织连接	自然	不易自然
对周围组织健康影响	无	有
大面积使用	可	难度大
填充厚度	大	厚度高，易发生重力性移位
自我感受	自然如天生	异物感
植入部位受力	与手术前无差别	植入骨膜外有活动感
手术可控性	好	不易控制
手术效果可预知性	好	难以预知
可修复性	小切口，可增减	难以修复，切口依石块大小而定
求美者满意度	高	较低
趋势	理想植入材料	即将被取代

第二节 手术部位

珊瑚羟基磷灰石颗粒几乎可以在颅面部任何骨骼区域发挥作用，上颌骨前壁（鼻旁区及梨状孔区）是常见的手术部位（约占50%以上），其他依次是眉间区、鼻部（骨部和软骨部）、颞部、颏部、额部、下颌骨（下颌角、下颌体、颏部）、眶区、颧骨。而美国的统计则为上颌骨、下颌骨、颧骨。在 CHA 颗粒植入方面，由于每个人、每个部位凹陷的程度不同，条件不同，填充量差别也较大。

一、隆鼻术

（一）适应证

1. 低鼻梁而鼻头、鼻翼发育良好，可用 CHA 加高。

2. 鼻梁适当增高 8mm 以内，对严重鞍鼻不适合。

3. 鼻梁局限性低凹畸形（鼻根凹陷或侧鼻软骨处凹陷可填充过渡）。

4. 用其他注射材料矫正不满意者。

5. 用其他假体隆鼻出现排异反应者。

（二）手术步骤（图 2.10 至图 2.13）

1. 用画线笔标出填充的位置、长、宽、鼻额角处。

2. 麻醉：2% 利多卡因加少许肾上腺素局部浸润麻醉，原则上不超过 1mL，注射层次在软骨膜外和鼻梁骨膜外。

3. 切口：鼻翼缘内切口约 3mm，如填充部位位于上半部，则切口位于鼻翼缘内 3～4mm，如填充部位包括鼻尖，则切口位于鼻翼缘内 2mm。

4. 剥离：用眼科剪从切口向内上方向剥离 3～4mm，用剥离子沿麻醉层次向上剥离到骨软骨交界处偏骨侧，在骨膜下向上剥离，完全按设计范围充分剥离。

5. 填充：用填充器将 CHA 沿剥离通道由上向下填充，根据形状决定填充的量和颗粒的大小。

6. 缝合：切口缝合一针，术后鼻梁可不包扎，如需要可用胶带固定，防止 CHA 移动，如在鼻尖填充，两侧鼻孔顶起填塞两天。

（三）特点

1. 用 CHA 隆鼻具有形态自然，鼻梁、鼻尖不透明，鼻梁不活动，不充血发红，安全长久，手术时间短、恢复快等特点。

2. 鼻部皮肤软组织较薄者，用硅胶或膨体隆鼻后易显露假体形态，用 CHA 则不易看出。

3. 在鼻尖部可与硅胶假体配合使用，当用假体抬高或延长鼻尖时，可在假体外面填充 CHA 以提高皮肤的安全性，又使鼻尖更圆润自然，当假体隆鼻（骨膜下）术后或术中感觉高度不够时，可在假体下面填充适量 CHA。

4. 当硅胶假体隆鼻出现急性排异反应时，如时间短（3d 内），可立即取出假体，清除渗液，并用抗生素液冲洗后立即填充 CHA，产生排异反应且时间较长者，如取出假体后通道内有息肉，可在清除息肉并愈合后再次手术填充 CHA。

5. 鼻梁部节段性凹陷用 CHA 填充最为简洁。

（四）并发症及处理

1. 感染：鼻孔内清洁彻底，避免上皮鼻毛和棉花进入手术腔。如有感染，应彻底清除填充物，冲洗干净愈合后再手术。

2. 鼻梁不规则歪斜（剥离不对称填充不均匀）：可 15d 内用外力按压调整，如外力调整不行，可按原切口进入手术腔用抚平器调正。

3. 节段性鼻梁：填充的 CHA 连接不自然，术中注意在骨层均匀填充 CHA。

4. 填充量不足或过量：在原则上，宁可不足，不可超量。

5. 填充量过多、过浅，容易造成对鼻梁软组织压力过大而致皮肤缺血，故术中填充张力不可过大。

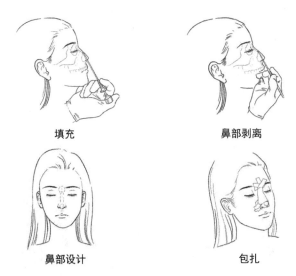

填充

鼻部剥离

鼻部设计

包扎

图 2.10　隆鼻手术方法。

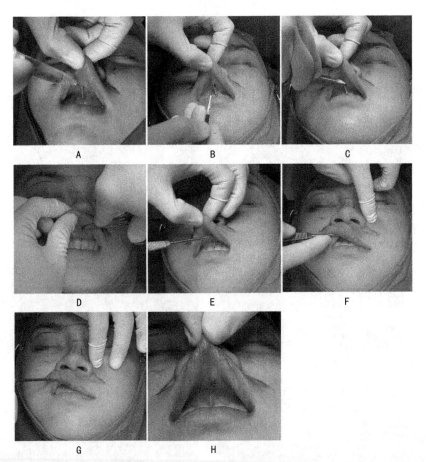

图 2.11　隆鼻手术步骤。A. 鼻翼缘内切口。B、C. 用眼科剪和弯钳从黏膜切口进入后，在软骨表面向上剥离 3～4mm。D. 用剥离子在软骨和鼻骨交界处偏骨侧的骨膜下，向上按设计范围充分剥离。E、F、G. 填充：用填充器将珊瑚骨颗粒沿剥离通道由上向下填充。H. 可吸收线切口缝合，术后鼻梁可用胶带固定，防止移动，如在鼻尖填充应在软骨表面，填充不可过量，术后两侧鼻孔顶起填塞两天。

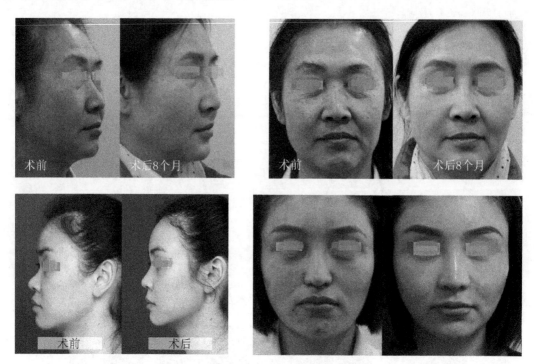

图 2.12 珊瑚羟基磷灰石颗粒填充鼻梁案例。

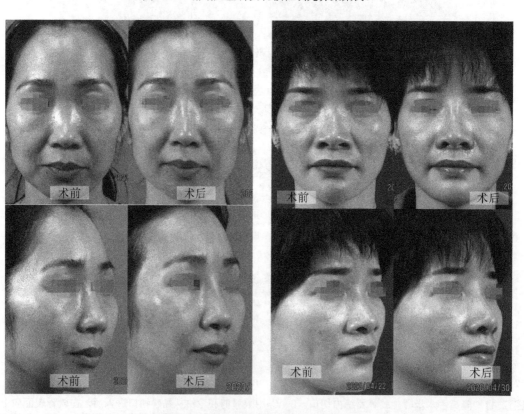

图 2.13 隆鼻术前后对比图。(待续)

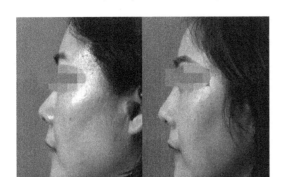
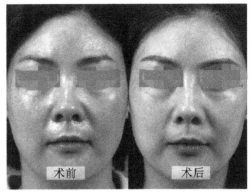

图 2.13（续）

二、隆眉间（眉心三角）术

从相学上讲，眉间（眉心三角）即印堂，代表人的生命力，要饱满光亮。从美学上讲，若眉间低，而隆鼻手术只垫高鼻梁、鼻根，不垫高眉间，其结果只能是通天鼻，不可能获得好轮廓，此种情况下，只有同时完成垫高眉间、鼻根、鼻梁才能获得满意的形态。目前鲜有手术增高眉间的报道，大多是注射填充隆眉间，人工材料注射隆眉间的并发症已较多见，如不平、色泽发红、移位等。还有引起眼部严重并发症的报道，如失明。

（一）入路切口

1. 鼻孔内小切口。

2. 一侧眉下小切口约 2.5mm。

3. 额部发际线边缘 2.5mm 切口。

设计：标出填充的范围。

麻醉：2% 利多卡因加少许肾上腺素局部浸润麻醉，可注射在骨膜下，也可注射在骨膜外。

（二）注意事项

1. 单纯隆眉可根据情况选取上述 3 种切口之一，如隆起的量小，面积也不大，可在眉毛内做小切口，如隆起量和面积都大且发际线低，可选在发际缘切口，如与隆鼻术同时完成，则鼻翼缘内切口，于隆鼻通道的浅部皮下通道在鼻额缝处之上进入眉间骨膜下，剥离眉间区域。

2. 眉间填充的量根据面积而定，通常面积越大，填充的量越多，多数为 0.4～1.0mL，填充要均匀平整，接近自然，术后加压包扎 48～72h。

3. 如果切口位于鼻内或额部发际线，填充时则先等量向外侧填充，后填充中间部分。如在一侧眉内切口，则由远端向近端填充。

4. 术后不满意的情况有高低不平、不对称、移位、过量、与周围连接不自然等。

5. 加压过紧可致皮肤坏死，紧度不够则填充物可能移位，用 6cm 弹力网加压包扎较为合适。

珊瑚羟基磷灰石颗粒填充眉间示意图见图 2.14 和图 2.15。

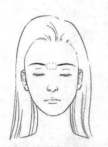

眉间填充术范围标记

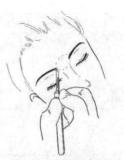

眉间填充术眉内切口位置

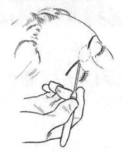

眉内切口剥离眉间

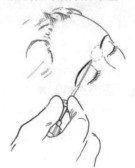

眉内切口填充眉间

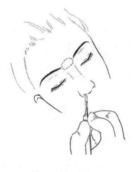

眉间填充术鼻内切口

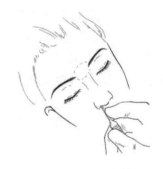

眉间填充术鼻内入口剥离

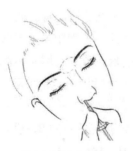

鼻内切口填充眉间

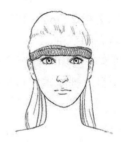

包扎

图 2.14 眉间填充手术方法。

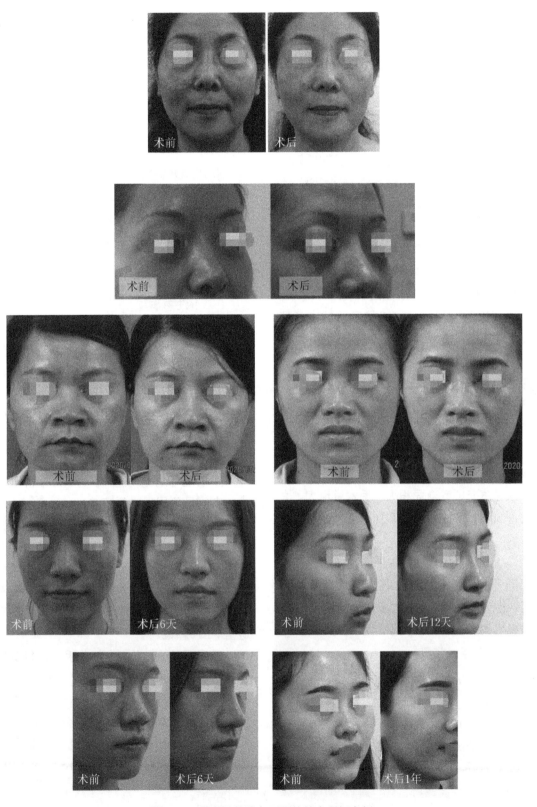

图 2.15 珊瑚羟基磷灰石颗粒填充眉间案例。

三、上颌骨填充术

先天性上颌骨发育不良易形成"苦瓜脸""瓦刀脸"、瘪嘴、面容不甜美、苦相。随着年龄增长，上颌骨逐渐吸收，凸度下降，这是形成鼻唇沟的重要原因之一（鼻唇沟分为3型：骨质型、颧部脂肪肥厚型、皮肤松弛型）。如一侧尖牙前磨牙损坏，长期单侧咀嚼造成一侧上颌骨失用性萎缩，两侧明显不对称，为矫正鼻唇沟，向沟内软组织注射填充物很难获得好的结果，如注射透明质酸，通常数月内就会被吸收，还会带来一系列新的问题（注射物位移、肉芽肿、局部不平整、上唇活动时不自然等），但由于使用方便，已经达到滥用的程度，这就是目前的市场情况。前几年，国外也有用三角形硅胶片填充上颌骨解决鼻唇沟的手术方法，但由于上齿龈切口大、术后骨吸收、填充区软组织萎缩、不舒适、易外露等原因难以被推广。笔者从1995年即开始使用 CHA 颗粒填充上颌骨，积累了大量的临床病例，术后医患双方均对改善效果满意。在局部增加凸度的手术中，上颌骨填充的受众面积大，手术量也大，大约占50%，耗材占60%以上，手术也较容易掌握。

适应证：先天性面中部凹陷（即先天性上颌骨发育不良，通常包括梨状孔和鼻旁区，退行性上颌骨改变大多在鼻旁区）、骨质型鼻唇沟、面中部两侧不对称。

（一）手术步骤

1. 标出填充区域和眶下孔位置，并估算填充的剂量。

2. 2% 利多卡因加少许肾上腺素眶下孔麻醉或局部浸润麻醉，上唇系带及两侧黏膜下浸润麻醉。

3. 一侧唇系带旁 3mm 处纵向切开黏膜 6mm，用小弯剪从切口插入，在黏膜下向两侧分离达填充区域，再用剥离子插入，从此进入骨膜下，将整个填充区域骨膜剥离。如整个上颌骨填充也包括梨状孔区，则从切口直接进入骨膜下向鼻底部分离，再向两侧分离。

4. 用填充器将 CHA 填充入一侧区域，由远至近，填充完毕计量，可让求美者照镜评估效果，再完成另一侧填充，切口缝合一针。如有梨状孔区的填充，需在切口处骨膜内缝合一针。

5. 术后上唇加压包扎 48h。

（二）注意事项

术前与求美者充分沟通，评估填充的范围及量，如是鼻唇沟，要分析鼻唇沟形成的原因，一个人鼻唇沟形成的原因往往有一种或一种以上，如是两种原因，单纯填充不一定能达到最佳效果。鼻翼基底部较宽者如做鼻翼底部填充，可进一步加宽鼻翼，鼻孔的形状也会改变，呈翻鼻孔状。

上前五牙有急慢性根尖周炎时暂不手术，有明显牙周炎时须慎重。

剥离骨膜时不可暴力，应确保骨膜的完整性，如骨膜被剥破裂，骨颗粒可能由此向软组织移位。眶下孔区不要剥离，填充时填充器斜面朝骨膜面进入，注入时斜面朝骨面可减少阻力，上前牙黏膜下通道内尽量不要遗留 CHA 颗粒。

根据笔者的经验，大部分手术的每侧填充量为 0.6~3mL，多一侧填充 5mL。

少部分患者术后 3 个月到一年内有上前牙酸无力的感觉，无须处理，会逐渐消退。

珊瑚羟基磷灰石颗粒填充上颌骨示意图和术前、术后对比，见图 2.16 至图 2.19。

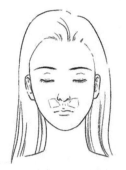

上颌骨填充范围标记

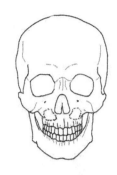

上颌骨填充术填充位置

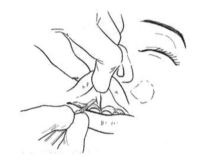

上颌骨填充术切口

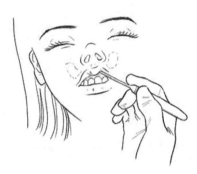

上颌骨剥离

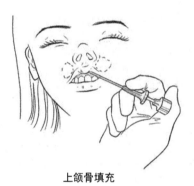

上颌骨填充

图 2.16　珊瑚羟基磷灰石颗粒填充上颌骨示意图。

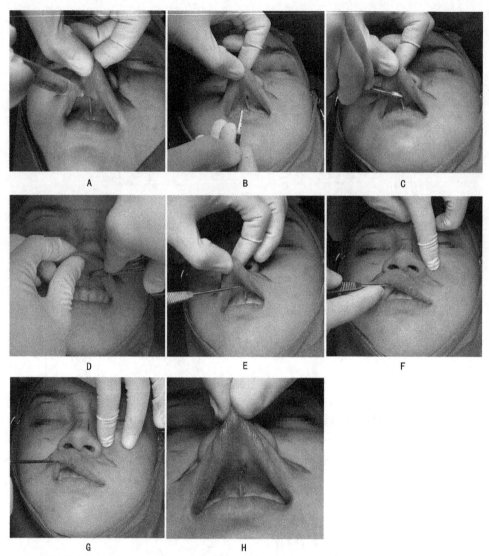

图 2.17 上颌骨填充术步骤。A. 麻醉。B. 一侧唇系带旁 3mm 处纵向切开黏膜。C、D. 用小弯剪从切口插入在骨膜下向两侧分离达填充区域。E、F. 用剥离子进入骨膜下，将整个填充区域骨膜剥离，如整个上颌骨填充也包括梨状孔区，注意避免损伤上方眶上孔神经和血管。G. 用填充器将 CHA 填充入一侧区域，由远至近填充，注意避免填充到眶上孔。H. 切口黏膜缝合。

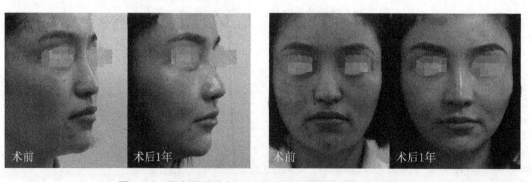

图 2.18 珊瑚羟基磷灰石颗粒填充上颌骨案例。（待续）

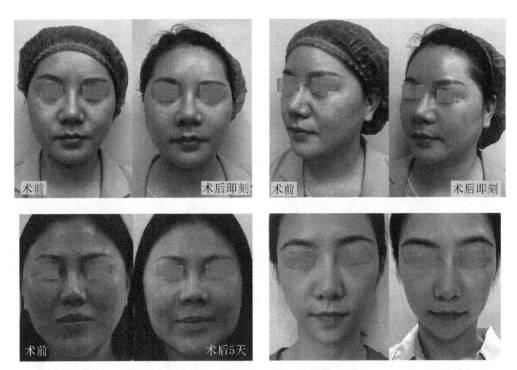

图 2.18（续）

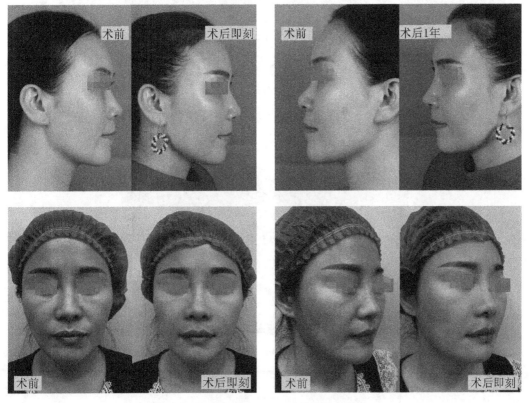

图 2.19　上颌骨填充术前后对比图。（待续）

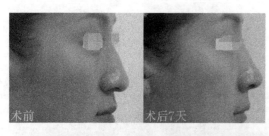
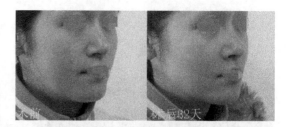

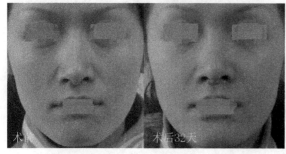
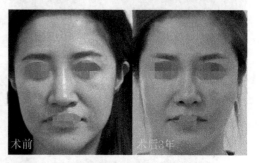

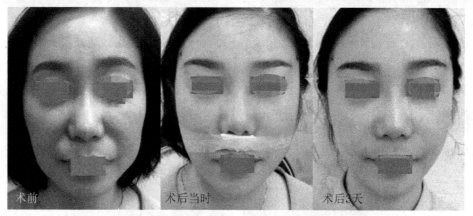

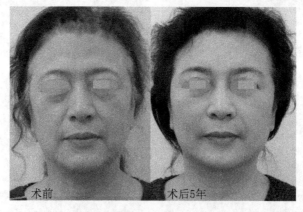

图 2.19（续）

四、隆额隆颞术（额颞部填充术）

先天性额颞部发育不良、后天性骨吸收所致凹陷，均是填充的适应证。目前国内外的填充方法有：

（1）自体脂肪注射填充术：该方法简便易行，缺点是注射后要吸收部分，难以准确定量，有时需两次以上手术方能达到目的，额颞部脂肪组织过厚时质感不良，需要凸起量大时不宜用自体脂肪填充。

（2）硅胶片植入：有用硅胶片稍加雕刻植入，缺点是切口大，边缘连接不自然，填充部位光反射不同（发白），因阻断垂直血运，有不舒服的感觉，植入物向下移位。在骨膜外填充有晃动感，在骨膜下填充有骨蚀作用，还有很少一部分人会有排异反应。

（3）聚四氟乙烯片植入：具有硅胶片植入的多数缺点，尤其是植入的部位色泽更白，假体不适时取出也比硅胶片难。

（4）其他可吸收或不可吸收注射填充物。

综合比较以上各种方法，从组织安全的塑形效果分析，上述第2、3、4种方法均不可取。并且临床经验证实做过硅胶片、聚四氟乙烯片填充的患者大多于术后不同时间内要求取出填充假体。

（一）手术步骤（图2.20和图2.21）

1. 位置标记：头发处理，标出切口和填充区域，通常以颞线为界将颞额分开，标出总区域，再标出核心区域，再将额部分为左、中、右3个区，每个区再分为上下两个区。

2. 切口：用11号刀片切开皮肤，皮下深层组织用弯剪钝性分开，颞部切口在颞部发际内无血管处，额部填充切口在正中发际缘纵切口。

3. 麻醉：颞部用2%利多卡因加入少许肾上腺素局部浸润麻醉，额部行眶上神经和滑车上神经阻滞麻醉。

4. 剥离：额颞部均在骨膜下将填充区域剥开，从皮肤切口将小弯剪插入直达骨膜，将骨膜剪开一小口，再插入骨膜剥离子钝性剥离。注意不可将眶上孔处剥离，避免填充物填到眶上孔处，同时，行额颞部填充时不可将颞线剥离，需将颞线两侧的骨膜完全剥开。

5. 颞部填充：向下剥离不可过深，填充时用较大颗粒不易向下移动，在上部和发际边缘可用细颗粒，额部填充量少时均用细颗粒，填充量大时边缘区域用细颗粒，确保边缘连接自然。填充完一个区域，可让受术者照镜提出意见。

6. 采用CHA颗粒行额颞部填充术。其优点是：

（1）发际内小切口，做1～3个5mm的切口。如单纯颞部填充，发际内切口或眉梢部的切口均可。

（2）骨膜下填充，逐步融合成自体骨，不影响骨的代谢，无骨蚀作用，对额颞部软组织血液循环无影响，恢复后无特殊反光，活动无任何不适，无异样感觉，效果终身。

（3）填充边缘连接自然。

（二）注意事项

1. 额部填充量大时不要用CHA，可用自体脂肪注射移植修复。

2. 额部术后加压包扎固定要合适，时间为5～8d，1个月内不宜用锐力猛力冲击填充部位。单纯颞部填充包扎36h。

3. 眼小且眼距小者，行颞部填充要慎重，术后易造成眼更小、眼距更近的效果，额部发际高者也应慎重。另外，面中部比例较宽大时，也不宜行颞部填充。

4. 切口要选在皮下无静脉、无动脉搏动处，以免术中出血，干扰手术进行。

5. 如不慎让CHA颗粒进入眶上孔位置造成疼痛，可用盐水冲洗吸出。

6. 如对所塑形状不满意，可在术后3～6个月内调整。不平或连接不自然，用抚平器械处理。填充不足，用小号填充器再填充；填充过多，则可用骨锉磨平后注盐水冲洗，负压吸出。

7. 额部填充术后上睑肿胀，颞部填充后颊部有肿胀，近期可有张大口受限，咀嚼硬食品力减弱，这些症状在1~2个月后逐渐消退。

8. 额颞部联合填充时颞线的处理。原则上不要剥离颞线，可在颞线两侧做填充，不剥离颞线有利于填充物的固定。

（三）如何预防颞部手术后反射性恶心、呕吐、疼痛

1993年以来，用CHA行额颞部增大术粗略统计应在1400例以上，早期由于经验少、手术方法不当、器械不良、包扎方法不当等原因，也产生了许多并发症，如术后不平整、不对称、填充材料移位、连接部位不自然等。现在用CHA行额颞部增大术已成为非常规范、效果比较有把握的手术，按规范操作几乎不会出现并发症，不易出现医患纠纷。

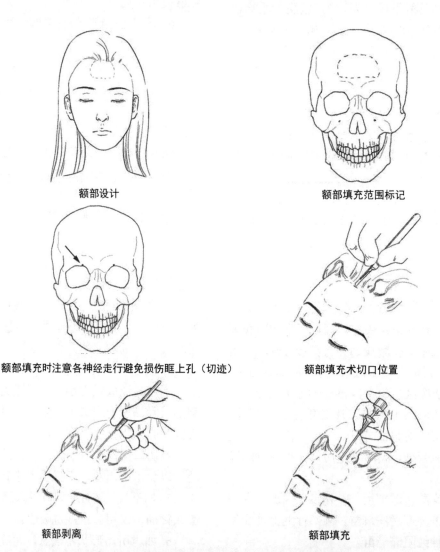

额部设计   额部填充范围标记

额部填充时注意各神经走行避免损伤眶上孔（切迹）   额部填充术切口位置

额部剥离   额部填充

图2.20 珊瑚羟基磷灰石颗粒填充额颞部示意图。（待续）

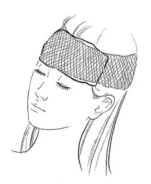

额部包扎

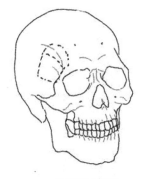

颞部填充范围

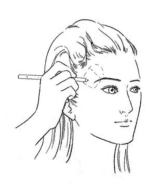

颞部填充范围标记

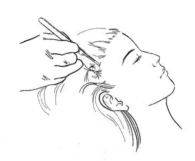

颞部切口

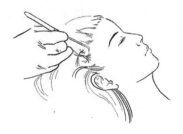

颞部剥离

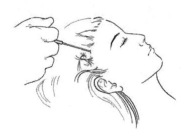

颞部填充

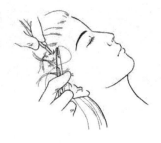

颞部填充

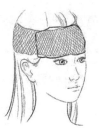

颞部包扎

图 2.20（续）

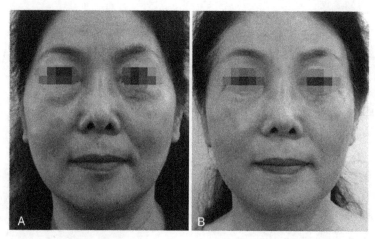

A. 术前正面像　　　　　　　　　　　　　B. 术后3个月正面像

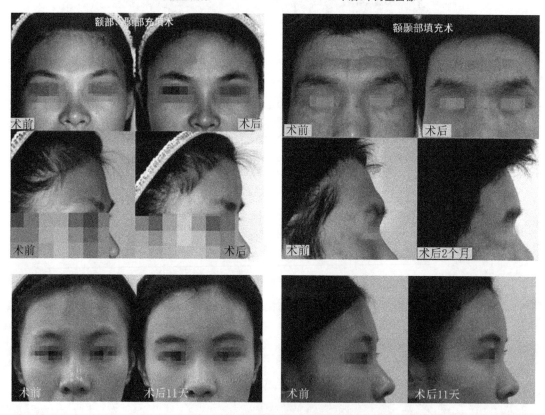

图 2.21　珊瑚羟基磷灰石颗粒填充额颞部案例。（待续）

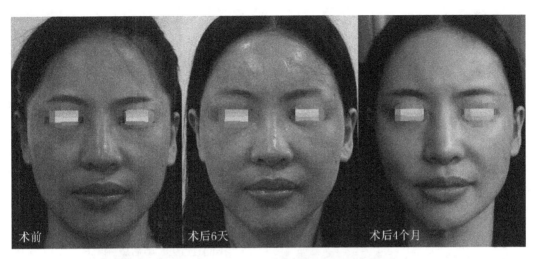

术前　　　　　　术后6天　　　　　　术后4个月

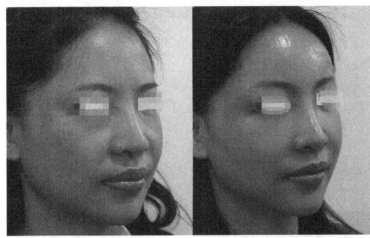

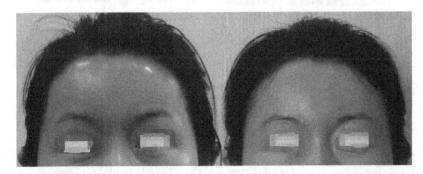

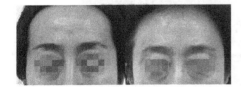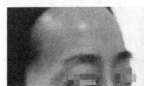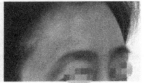

图 2.21（续）

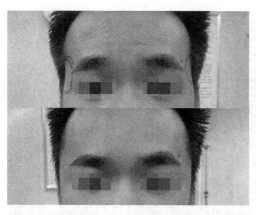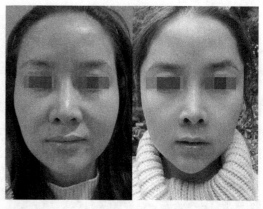

图 2.21（续）

五、隆颏术

隆颏术是东方人经常要求的手术之一，有关下颌美学的标准不在此陈述。手术常用的填充材料是硅胶假体和聚四氟乙烯假体，用假体填充颏的缺点有：

（1）口内切口大，一般不短于 20mm。

（2）创伤大，恢复慢，对生活影响大。

（3）假体填充边缘界限明显，有时会移动，用手揉搓或外力冲击颏部位不舒服。

（4）容易出现不对称或假体穿出。

（5）加长颏不易。

经验证明，凡是适合假体隆颏的患者均可用 CHA 代替，其优点是：

（1）切口小，口内唇龈沟偏唇侧 3mm 纵切口。

（2）根据术前形态决定两侧是否对称填充和填充量是否一致。

（3）连接自然，不宜看出和摸出填充界限，可加长下颏 3～5mm。

（4）创伤反应轻，恢复快，对生活影响小。

我们在 1998 年后就用 CHA 颗粒填充替代了假体隆颏术。

（一）手术步骤（图 2.22 至图 2.24）

坐位标出填充区域，常规消毒铺巾。麻醉，2% 利多卡因加少许肾上腺素双侧颏孔神经麻醉，颏下缘局部浸润，填充区尽量不注药。切口：下唇系带侧面唇龈沟侧 3mm 纵切口，切开黏膜，小弯剪或直剪分离软组织。剥离：骨膜下填充区域用剥离子完整剥离，不可剥破骨膜，插入切口直达颏部骨膜钝性分离。填充：由外向内对称性填充。切口缝合一针。术毕用胶带加压包扎入口处。

（二）并发症及处理

1. 颗粒向切口处移位或露出

产生原因及处理方法：①切口处填充过多，原则切口处不要填太多，切口处用大粒；②外力使下颏向上挤压，处理为压紧切口处，避免挤压下颏。

2. 颗粒向下移位到皮下，下缘骨膜被剥破，颗粒从此处向外溢出。

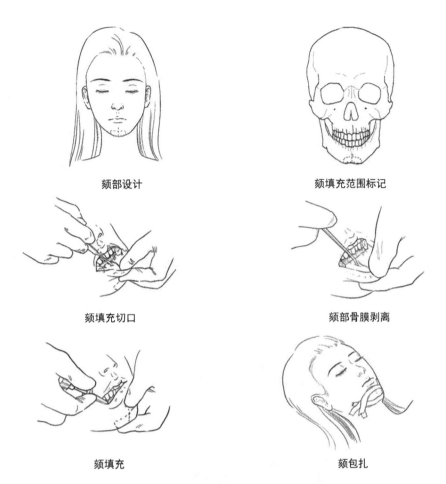

颏部设计　　　　　　　　　　颏填充范围标记

颏填充切口　　　　　　　　　颏部骨膜剥离

颏填充　　　　　　　　　　　颏包扎

图 2.22　珊瑚羟基磷灰石颗粒填充颏示意图。

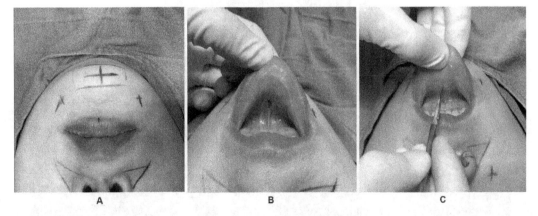

图 2.23　珊瑚羟基磷灰石颗粒填充颏手术步骤。A. 术前标出填充区域。B. 切口在下唇系带旁，骨膜下麻醉下颏部填充区域。C. 下唇系带侧面唇龈沟侧 3mm 纵切口。（待续）

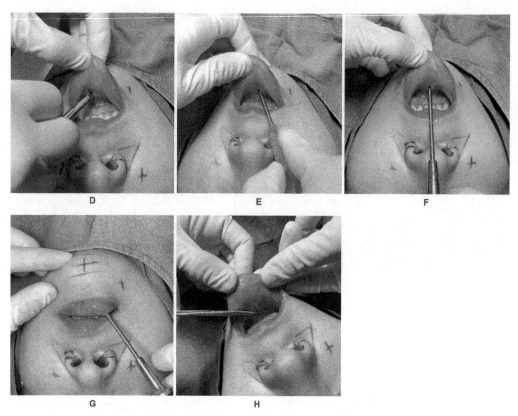

图 2.23（续） D. 切开黏膜，小弯剪直达骨膜下。E.骨膜下填充区域用剥离子剥离，剥离时避免损伤旁边颏下神经孔。F、G. 由外向内对称性填充珊瑚颗粒。H. 切口缝合。

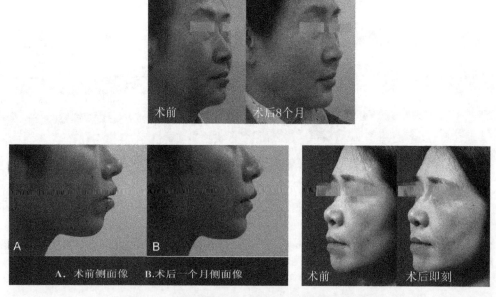

图 2.24 珊瑚羟基磷灰石颗粒填充颏案例。（待续）

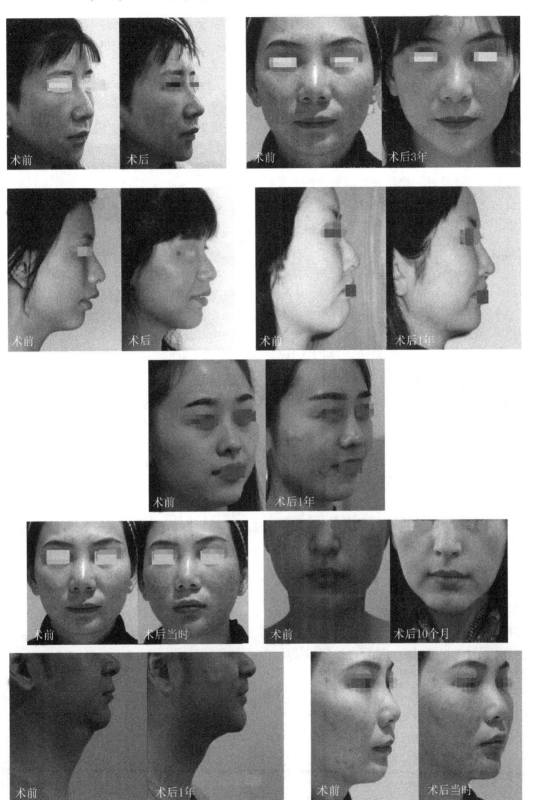

图 2.24（续）

六、面部骨骼提升术

面部骨骼提升术不仅适合年龄大的人，如果年轻人面部骨发育不良，骨凸度不够，而不能把相应位置的软组织撑起来，就会影响容貌、加重年龄感，因此，骨骼提升术也适合中青年求美者，如图2.25。

（一）判定切实可行的手术方案

1. 面部老化是一个综合性改变，每个人的变化不尽相同，每个求美者的要求和侧重点都不一样，一次手术很难将所有问题解决。术前详细检查，与就医者充分沟通，判定详细的手术方案和步骤程序是非常重要的。

2. 如骨提升部位较多，应多次手术，手术组合应灵活掌握。

3. 下睑袋矫正术+眶外下区域的 CHA 填充微创颧脂垫筋膜悬吊+上颌骨前壁填充。

4. 颧脂垫微创悬吊+上颌骨前壁填充+下睑袋矫正+眶外下区 CHA 填充颧脂垫微创悬吊+颞部填充微创颧脂垫悬吊+眉梢部骨膜下提升+颞部填充微创颊部筋膜悬吊+下颌骨前壁填充+颏部填充上颌骨前壁梨状孔填充+降鼻中隔肌梨骨上点剥离+抬高鼻尖上颌骨前壁填充+翼基缩窄术。

（二）并发症原因及防治

1. 血清反应性肿块。原因：早期材质不够纯净，组织反应性大，术后加压不够，加之渗出，出现重力性堆积。预防：适度加压包扎和保持一定的时间。处理：抽液后按压塑形重新加压包扎1周。

2. 塑形后不满意。包括：①不规则；②不对称；③连接不自然；④过量：3个月之内用吸出法，然后挤压变平，6个月后在骨膜下剥离骨锉加盐水冲洗吸除；⑤不足：3个月之内将颗粒直接注入骨的表面而位于旧的植入物之下，6个月后则植入到骨膜下、旧的植入物之上。

3. 感染：常规消毒是不会感染的。预防措施：①避免上皮组织进入术腔；②向术腔内加入少量抗生素。如出现感染，应考虑是上皮或异物进入，应清除填充物，抗菌液冲洗，加压包扎。

4. 颗粒向入口处拥挤而凸起或挤出，原因是切口与填充区过近，切口下填充过多或包扎不当。预防：①切口与填充区有一个过渡通道；②填充在近切口端放置部分大颗粒；③切口行内缝合。处理：如切口处凸起，挤压无效，在局部麻醉下部分刮除。

5. 疼痛：颗粒挤入神经孔，而使神经压迫、神经孔周围骨膜被掀起过高，造成神经牵拉而疼痛。如出现此情况，应将神经孔周围的颗粒冲洗吸出，孔周围减少填充量，避免剥离开神经孔处骨膜。

（三）应用 CHA 颗粒行面部骨骼填充手术的体会

1. 选择病例要慎重，尽量选那些确实需要增加骨骼凸度且术后效果明显的人实施手术。

2. 一定要注重整体形象设计，从整体看局部是否适合手术，追求整体形象的和谐性。

3. 切口尽量选择在隐蔽、无大血管处，切口与填充部位最好有3～5mm长的距离做通道，这避免了颗粒向切口处挤压，避免软组织切口留存骨颗粒。

4. 剥离范围要明确，术前要标出填充范围，把眶上孔、眶下孔、颏孔的位置标出。严格按照标记线剥离组织，剥离层次要正确，填充在骨膜下才能转化成自身骨骼，要确保骨膜剥离的完整性，骨膜虽薄，对一定程度的张力能够承受，但是当骨膜受损，若填充物张力大，易从受损处溢出到骨膜外组织内，纤维组织将长入颗粒，同时骨形成也将受阻，所以要避免使用尖锐器械剥离。

5. 填充剂量根据形状而定，术前估算大概的使用量，初学者原则上宁可填充不足也不要过度填充。

（四）填充的虚与实

1. 不同部位的手术或同一手术的不同位置填充的颗粒性状不同，不同的手术部位有专门的填充器械。

2. 防止皮肤上皮或黏膜上皮及异物带入术腔。骨膜下的骨床应足够宽敞，使颗粒无张力地紧贴骨面，因为张力将引起骨的重塑，颗粒陷入骨中，破骨细胞活性增加，植骨区域变平，同时骨床不能太松，否则颗粒在骨床内移动而不均匀，颗粒植入骨床后会发生压紧或紧缩，引起体积减小，为了达到好的效果，填充量体积应超过正常预计的15%。

3. 尽可能行神经阻滞麻醉，注药量尽可能少，以便准确评估局部填充的形状。

4. 术后向术腔注入相应的药物：①利多卡因可止痛、止吐；②庆大霉素甲硝唑可预防感染；③促进生长剂、血小板生长因子促使骨膜下成骨细胞活性。

5. 正确而适度的加压包扎对手术成功非常重要。

6. 术后手术部位的制动、颗粒植入后的稳定需 3～4 周时间，这期间颗粒与骨表面的相对固定是很重要的，表面的活动将会延迟骨结合，并导致纤维组织的形成，某些区域应加压包扎 3～4d，避免活动。3～4 个月后，由于孔间已与骨紧密结合，颗粒已经很安全地与骨结合了。

（五）结论

由于 CHA 颗粒生物学特性及其性状的可塑性强，易塑形，操作上的微创、切口小、手术时间短、恢复快、自然长久等特点，越来越被国内外整形美容医生所认可，当成功用此种材料做了一些手术后，就能感觉到它的优越性，珊瑚羟基磷灰石颗粒将成为整形美容医生的好帮手。参见其骨骼提升案例（图 2.25）。

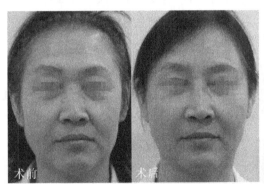
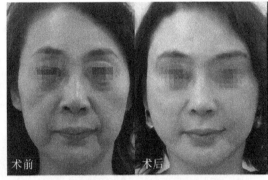
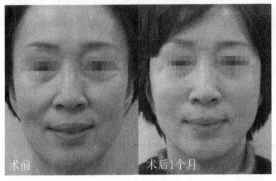
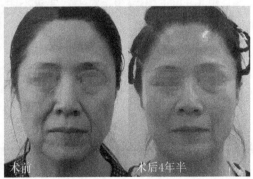

图 2.25　珊瑚羟基磷灰石颗粒骨骼提升案例。

七、眉弓填充术

眉弓填充手术是目前比较流行的面部五官美容手术,眉弓填充手术和隆鼻、隆颏,都使用假体材料或注射材料来进行填充,对眉部过低,眼球凸出,额部过于平坦、缺乏立体感的情况进行改善。

常规整形材料在眉弓填充手术中多采用人工合成代用品(聚乙烯、聚四氟乙烯、医用硅胶等)局部加高眉弓,手术方法是术前雕塑好假体的形状、厚度,局部麻醉下在眉毛内或边缘处做小切口(在眉头或眉尾),进入额骨表面剥离出假体腔穴后植入假体,但传统手术会出现损伤过大、恢复时间过长、压迫上睑部不舒服等并发症,而注射玻尿酸的方法是注射到软组织中,会出现注射术后效果不立体、不持久。现用的珊瑚羟基磷灰石填充眉弓术是一种骨骼改造手术,可以达到微创、持久、立体的效果。

(一)眉弓填充术适应人群

1. 先天性眉弓低平或凹陷者。

2. 眼部较突出者。

3. 眉眼无立体感者。

4. 其他软组织填充术后效果不明显者。

5. 不接受假体填充者。

(二)眉弓填充术禁忌人群

1. 求美的动机不清楚,对手术要求不明确或者要求过高者。

2. 上睑局部有炎症或肿瘤者。

3. 过分看重整形手术的功效,以明星照片为标准者。

4. 因为某种情绪上的原因,如生活中的挫折而突然决定进行整形或整容手术者。

5. 有多次美容整形手术史,对先前整形效果不满意者。

6. 有精神病病史者。

(三)手术方法(图2.26和图2.27)

1. 术前评估:对患者眉弓骨的凹陷程度进行评估,并标记眉骨需要填充的范围和量。

2. 手术方法:常规聚维酮碘消毒手术区,铺无菌巾,2%利多卡因配适量肾上腺素眶上孔神经阻滞麻醉,并联合填充区在骨膜下浸润麻醉,外侧眉下皮肤切口3mm,用组织剪在锐性分离通道直达骨膜下,用骨膜剥离器在额骨膜下填充标记区剥离,注意不要剥到旁边的眶上神经和滑车上神经,用专用填充器将珊瑚羟基磷灰石由远及近完成填充,观察塑形满意后缝合皮肤切口1~2针,切口及皮下通道以适当压力包扎,术后6d拆线。

3. 术后评估:术后随访12~18个月,由医生和患者结合术前和术后X线片共同对手术满意度进行评估。

(四)眉弓填充术注意事项

1. 眉弓填充术术前

(1)身体健康,无重要脏器的器质性病变,如无心脏病、肝炎、肾炎、肺炎等疾病。

(2)无口腔感染源,如龋齿、牙周炎、口腔溃疡等。

(3)女性手术应避开月经期。

(4)还应做术前血、尿的常规化验检查,胸部X线片和心电图等常规健康检查。

(5)常规拍摄头颅正侧位片,以备术后对比和疗效评定,有条件的可以做三维头颅CT。拍摄上颌骨X线片了解上颌窦的发育程度。

(6)术前应停止吸烟。阿司匹林、避孕药和某些抗感染药物会引起出血增加,故术前一段时间应停用这些药物。

2. 眉弓填充术术后

（1）口服抗生素 3d，以预防感染。

（2）保证手术部位清洁干燥，术后 7d 之内避免手术部位沾水，如果伤口上有血痂或分泌物，可到手术门诊处理。

（3）为防止伤口出血、瘀血或血肿，可在手术 2d 内对局部伤口用冰袋冷敷，但压力不宜大，时间不宜过长，避免冻伤。术后一旦发生出血不止和严重血肿，应及时到门诊部复诊。

（4）饮食上多增加蛋白质的摄取量，同时多吃水果和新鲜蔬菜，避免进食刺激性食物，如辣椒。

（5）严格遵守医生嘱咐服药及复诊。

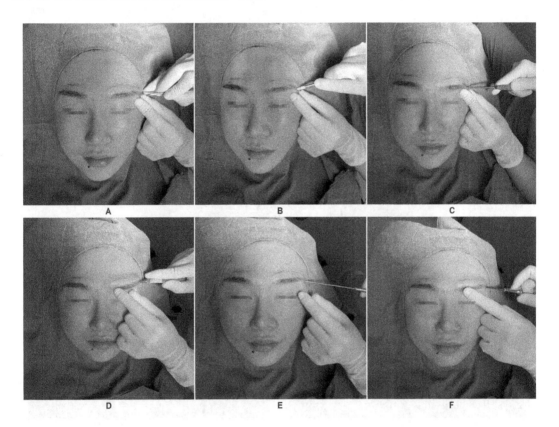

图 2.26　眉弓填充术手术步骤。A. 从外侧眉下皮肤切口 3mm。B. 组织剪在锐性分离通道直达骨膜下。C. 用骨膜剥离器在额骨膜下剥离填充标记区域。D. 注意不要剥到旁边的眶上神经和滑车上神经。E、F. 用专用填充器将珊瑚羟基磷灰石由远及近完成填充。

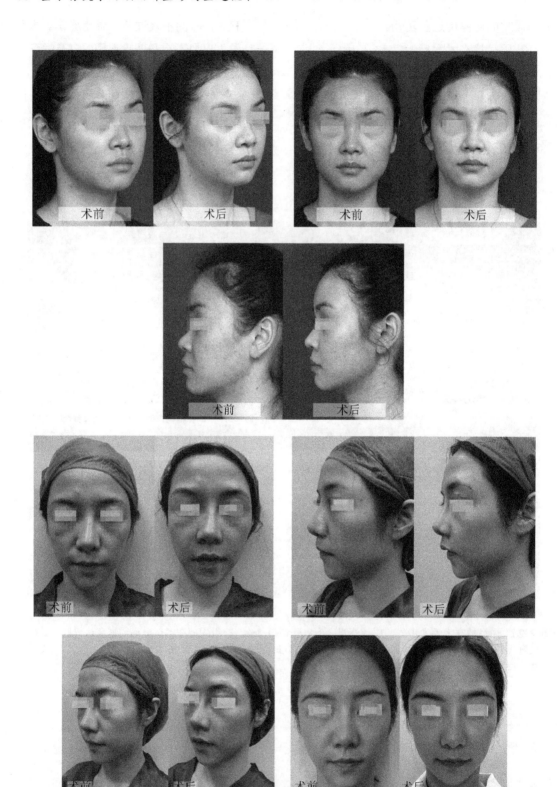

图 2.27 珊瑚羟基磷灰石颗粒填充眉弓案例。（待续）

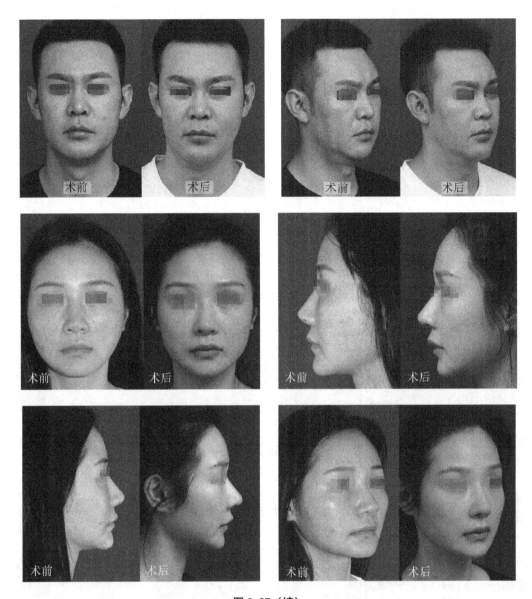

图 2.27（续）

八、泪沟填充术

泪沟是由于眼眶骨的萎缩、隔膜下缘的软组织下垂而生成的，表现为下眼眶凹陷、黑眼圈。泪沟填充术就是采用自体脂肪、玻尿酸、胶原蛋白等材料对泪沟进行填充，达到改善泪沟的效果，但是脂填充和玻尿酸填充术后效果改善不明显，也不持久，术后下睑容易出现丁达尔现象。珊瑚羟基磷灰石用于填充泪沟，可以达到微创、持久、立体的效果，且不发生血管栓塞现象，非常安全。

（一）手术方法（图 2.28 和图 2.29）

下眼眶泪沟实施珊瑚羟基磷灰石矫正。

（1）术前评估：对患者下眼眶骨凹陷程度进行评估，并标记要填充泪沟的范围和量。

（2）手术方法：常规聚维酮碘消毒手术区，铺无菌巾，2% 利多卡因配适量肾上腺素眶上孔神经阻滞麻醉，并联合填充区在骨膜下浸润麻醉，下外侧睑缘下皮肤切口 3mm，用组织剪在锐性分离通道直达骨膜下，用骨膜剥离器在下眼眶骨膜下填充标记区剥离，注意不要剥到旁边眶下神经，用专用填充器将珊瑚羟基磷灰石由远及近完成填充，术中不平的填充材料用抚平器抚平，观察塑形后外观满意后，缝合皮肤切口 1~2 针，切口及皮下通道以适当压力包扎，术后 6d 拆线。

（二）术后评估

术后随访 12~18 个月，由医生和患者结合术前和术后 X 线片共同对手术满意度进行评估。

（三）泪沟填充术适用人群

睑泪沟深、下眼睑凹陷、软组织填充术后效果不好或者要求填充效果持久者。

（四）泪沟填充术禁忌人群

下眼睑有炎症、高血压、心脏病、糖尿病等患者；有传染性疾病、血液病、过敏史、瘢痕增生体质等患者。

（五）泪沟填充术术后注意事项

（1）手术之后不要过度焦虑，心情愉快有利于快速恢复。

（2）术后 7d 之内忌烟、酒、辛辣食物。

（3）术后不要用力搓手术部位，戴眼镜不要压到术区，伤口术后一周不要沾水。

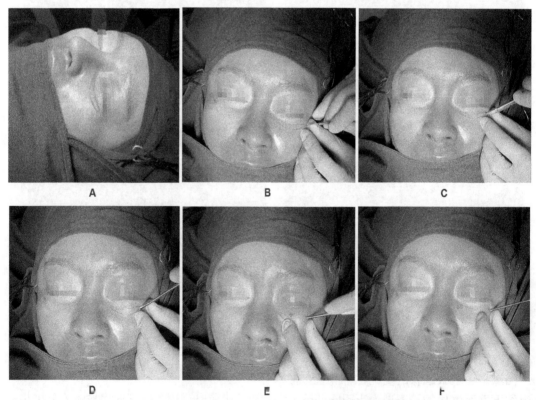

图 2.28 泪沟填充术手术步骤。A. 根据术前设计进行标记。B. 下外侧睑缘下皮肤切口。C. 锐性分离通道直达骨膜下。D. 用骨膜剥离器在下眼眶骨膜下填充标记区剥离，注意不要剥到旁边的眶下神经。E. 用 CHA 专用填充器将珊瑚羟基磷灰石由远及近完成填充。F. 抚平术中不平的填充材料。（待续）

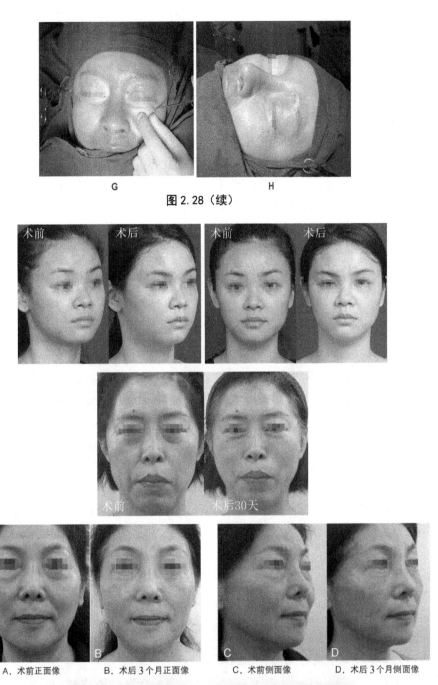

图 2.28（续）

A. 术前正面像　　　B. 术后 3 个月正面像　　　C. 术前侧面像　　　D. 术后 3 个月侧面像

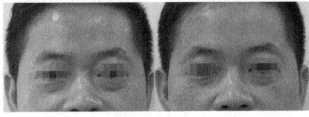

图 2.29　珊瑚羟基磷灰石颗粒填充泪沟案例。

九、颧骨填充术

颧骨增高术包括颧骨截骨增高术和颧骨填充增高术，而填充增高适合程度较轻的颧骨低平或塌陷的患者，也可作为颧骨截骨增高术后的辅助手术方法。填充手术的特点是手术相对简单、无须截骨、创伤小。单侧颧骨低平或塌陷者，填充植骨的部位及高度要以对侧作为参考，以保证术后双侧面部的对称。对双侧颧骨低平者，填充植骨的最高点应位于外眦至同侧口角的连线与外耳道上缘至同侧鼻孔外缘连线的交点处。目前用于填充的材料主要包括自体骨和其他骨生物代用品两大类。自体骨移植填充术传统的方法多采用自体髂骨、肋骨予以填充植骨，由于这些骨植入后很易被吸收，远期效果难以保证。自体骨填充的缺点是需要另外取骨，增加了手术创伤，并且延长了手术时间。其他骨生物代用品填充有化学合成材料高密度多孔聚乙烯、硅胶等。假体填充可以加工成各种不同的颧骨填充形状，是目前常采用的一种材料，但也要手术切开，剥离出假体腔隙后植入填充，损伤大，恢复慢。而现在用的珊瑚羟基磷灰石，孔径和人骨相似，有近骨性，作为填充加高颧骨，无须取骨，也不用植入假体，术后效果自然，并大大减少了手术时间和创伤，植入后无吸收，效果可靠。

（一）颧骨填充术适用人群

颧骨低平或面中部塌陷者、软组织填充术后效果不好或者不接受假体植入者、不接受植骨者、想要微创、恢复时间快者，颧骨术后颧骨过平者。

（二）颧骨填充术禁忌人群

颧部有炎症、高血压、心脏病、糖尿病等患者，有传染性疾病、血液病、过敏史、瘢痕增生体质等患者。

（三）术前准备

1.颧骨增高手术前须首先明确诊断，如

为先天性颅颌面发育不全，则须进一步实行系统的全面检查和可能综合性手术治疗，如为单纯性颧骨或颧弓发育不良，则可考虑进行隆颧骨和颧弓的手术，测量和预计填充的范围和填充量，并准备好珊瑚羟基磷灰石填充的量。

2.手术应避开月经期，术前做血尿、胸透及心电图等常规检查。特殊患者还要进行"下颌骨曲面断层"和下颌骨侧位像X线片检查。

（四）手术步骤（图2.30至图2.32）

1.常规消毒铺巾，局部浸润麻醉，2%利多卡因配适量肾上腺素眶下孔神经阻滞麻醉，并联合填充区域局部浸润麻醉。

2.在双侧上齿龈沟黏膜做3～4mm切口，用组织剪在黏膜下锐性分离通道直达颧骨表面，用小骨膜剥离器将整个填充区域的骨膜完整剥开，注意避免剥离到旁边的眶下神经，用专用填充器将珊瑚羟基磷灰石由远及近置入分离好的颧骨骨膜下，观察塑形满意后，肌层和黏膜缝合切口1～2针，切口通道以适当压力包扎，术后6d拆口腔内缝合线。

3.术后评估：术后随访12～24个月，由医生和患者结合术前术后X线片共同对手术满意度进行评估。

（五）术后护理

1.颧骨增高术后需脸部弹性绷带包扎2～3d，口腔内黏膜伤口术后7d拆线，手术后2d内进半流质饮食。

2.术后7d不要刷牙，用漱口水漱口。

3.术区避免按摩，颧骨区域不要受到外力碰撞。

4.一般术后5～7d基本消肿，随后就慢慢消肿，3～6个月填充材料固定牢后方可按摩。

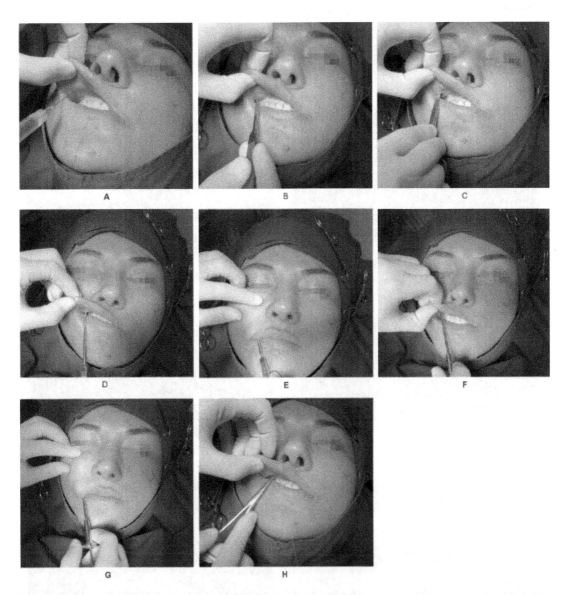

图 2.30　颧骨填充术手术步骤。A. 局部麻醉。B. 双侧上齿龈沟黏膜做 3～4mm 切口。C. 分离通道直达颧骨表面。D. 用剥离子将填充区骨膜剥开。E. 注意避免剥离到旁边的眶下神经。F、G. 将珊瑚羟基磷灰石由远及近置入分离好的颧骨骨膜下。H. 缝合切口 1～2 针。

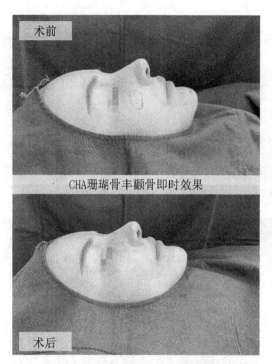

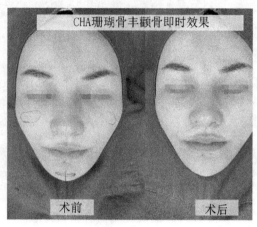

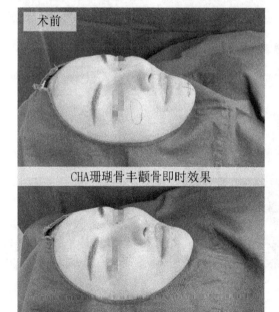

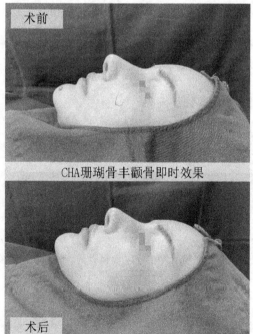

图 2.31 珊瑚羟基磷灰石颗粒填充颧骨案例。

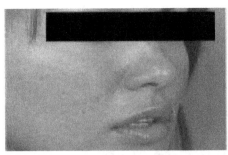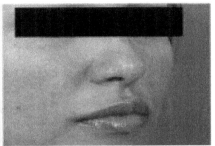

图 2.32　颧骨填充术后。

十、外伤性骨修复

在临床上，经常能看到因意外而造成的外伤性骨缺损。外伤性骨缺损会给患者的容貌和自信带来较大的影响，如颌面部骨折伴发眶底损伤时，严重者因眶底骨缺损增大眶腔容积，眶内容物下坠入上颌窦，产生眼球移位复视、眼球运动障碍等临床症状。即使无较大骨缺损，未出现症状，在后期也可因眶内软组织发生瘢痕挛缩，逐渐出现眼球陷没与复视。而通过珊瑚羟基磷灰石进行外伤性骨修复，在有效地修复容貌外，更可修复功能性缺损，以下为珊瑚羟基磷灰石外伤性骨修复案例（图 2.33）。

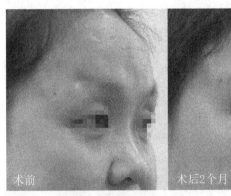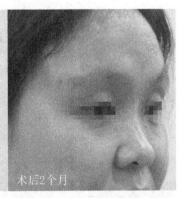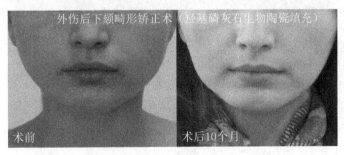

图 2.33　珊瑚羟基磷灰石外伤性骨修复案例。（待续）

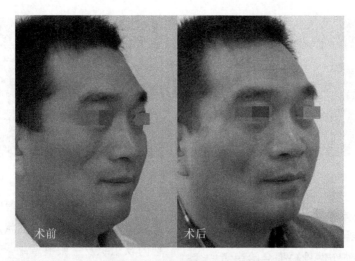

术前　术后

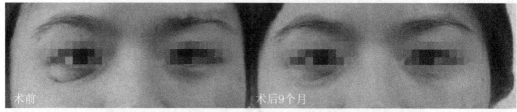

术前　术后9个月

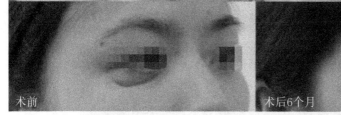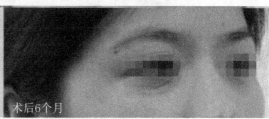

术前　术后6个月

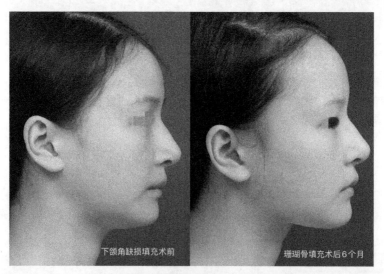

下颌角缺损填充术前　珊瑚骨填充术后6个月

图 2.33（续）

第三章
面部骨骼轮廓整形概述

第一节　面部骨骼轮廓整形外科的解剖基础

一、引言

清楚掌握并深入理解面部解剖知识，对于安全可靠地完成面部骨骼轮廓整形手术至关重要。由于手术可能影响甚至损伤到某些重要的解剖结构，因此术者必须十分重视这些关键的结构，如神经和血管等。一旦这些结构发生不可逆的损伤，对患者和手术医生来说都是灾难性的。对解剖的透彻理解，不仅关系手术安全，而且是手术效果良好的重要保证。

在颧骨缩小手术中，面神经额支在其越过颧弓稍上方的区域，遭受损伤的风险很大。Pitanguy 线精确地描述了面神经额支中最大、最重要的分支走行。

在下颌骨缩小手术中，进行颏成形或下颌角截骨时，下齿槽神经及颏神经易受损伤。因此，术前评估下齿槽神经的走行对于确定安全、最佳的截骨线是非常重要的。

进行截骨操作时，要注意保护面动脉、面静脉和颌后静脉，防止大出血和相关并发症。一旦发生血管损伤大出血，尽管在多数情况下是可以处理好的，但涉足未深、经验不多的医生处理起来会深感困窘、进退两难，如果没有熟练的医生帮助，很可能会导致灾难性的并发症。因此，预防是最好的方法，尤其是预防大血管损伤。

人们可能会认为，肌肉和脂肪组织不如神经和血管那么重要，其实不然，倘若这些组织处理不当，患者会感到不适或对表面形态不满意，诸如颊部软组织下垂、颊部凹陷等。

以下内容将按顺序讲述有关的重要解剖结构。

二、神经

（一）下齿槽神经

下齿槽神经是三叉神经（CN V）下颌支的最大分支，具有感觉和运动纤维。它先发出下颌舌骨肌神经分支，然后进入下颌孔。下颌管的垂直高度是因人而异的，因此，术前必须认真进行 X 线影像评估。下颌管呈一条向下弯曲的曲线，位于颏孔平面的下方。Hwang 等的解剖学研究显示，颏孔与下颌管的平均距离为（4.5 ± 1.9）mm。因此切记，做下颌截骨应至少在颏孔下 54mm 处进行，以避免任何直接的神经损伤。下齿槽神经在下颌管中有下齿槽血管伴行。在骨管内，下齿槽神经束分出下牙神经丛，进而生成下牙支和下牙龈分支，支配牙齿和牙龈的感觉。下齿槽神经在颏孔处分成两支，其较大的分支伸出颏孔为颏神经，另一支由较少的纤维构成切牙束，在微管状结构内继续前行，支配下颌尖牙和切牙。

颏神经支配下唇皮肤、黏膜、颏部皮肤和前牙唇侧牙龈的感觉。颏神经出自颏孔，颏孔位于下颌齿槽缘与下颌下缘之间的中点，通常在第二前磨牙的下方或其稍前方。颏神经在降口角肌下分为3个主要分支：一支下降到颏部皮肤，另两支上行，支配下唇皮肤、黏膜和牙龈的感觉。

（二）眶下神经

眶下神经血管束是面中部手术涉及的最重要的神经血管结构。眶下神经是三叉神经上颌支最大的皮支，其伴行的动、静脉对手术来说意义不大。眶下神经出自眶下孔，该孔位于眶下缘下 7～10mm、颧颌缝的内侧，或约在眶下缘中点下方处。眶下神经出眶下孔后分为数支终末支，呈扇形分布到下眼睑、鼻和上唇。其上唇分支有4支，其中3支从肌肉和黏膜之间进入上唇，不仅分布于上唇黏膜，而且穿过口轮匝肌分布于上唇皮肤，该神经损伤后，会导致这些区域的感觉丧失或异常。因此，手术医生术前应检查眶下孔的位置，在手术过程中，特别是做颧骨降低和颧骨假体植入增高手术时，注意避免刺激此神经。在颧骨降低术中，钛板和螺钉的安放位置应适当，确认不会干扰眶下神经。钛板和螺钉靠近眶下孔可能刺激神经，因此，在神经与截骨线间距太窄的情况下，应把钛板截短。做假体植入颧骨增高手术时，应仔细雕刻和安放假体，不能压迫或干扰眶下神经。

（三）颧颞、颧面神经

手术剥离眶外壁下部软组织时，可以看到两个颧部感觉神经分支，即颧颞神经和颧面神经（三叉神经上颌支的分支）。两神经支穿过眶周囊，经过已经分开的骨膜下间隙，从眶外侧骨面穿出。颧颞神经沿眶外侧壁的神经沟上行，在颧骨的眶面进入骨管，通向颞窝。颧面神经也是走行于颧骨内的骨管中，继而穿出骨面，经颧突表面向外走行。

从下方入路做眶外侧壁骨膜下剥离时，通常需要分离颧神经的这两个感觉分支，这会造成眶外侧缘和颧突区域的皮肤感觉缺失。在颧骨降低术中剥离或截骨时，可能会损伤这两支神经，导致眶外侧附近约一个硬币范围的感觉缺失。因此，做眶外侧附近的解剖分离时，应仔细操作，以辨认并尽可能保留这些神经。

（四）面神经

面神经主干（CN Ⅶ）出自颅底的茎乳孔。茎乳孔位于乳突中部内侧深面稍前方、鼓乳裂的下端。面神经发出耳后、二腹肌后腹及茎突舌骨肌分支后，斜向外下，进入腮腺实质。继在骨性外耳道的最低点向下的垂直线上分为颞面干和颈面干，其终末支出腮腺，并向前呈放射状走行，这些分支通常分为颞（额）支、颧支、颊支、下颌缘支和颈支。其中，颞支和下颌缘支最重要，因为在面部轮廓整形手术中两者有可能遭受损伤。

颞支越过颧弓到颞部，在颧骨降低术中做颧弓剥离截骨时，医生应该十分注意避免损伤这些分支。颞支的位置因人而异，外耳道前 8～35mm（平均 20mm）的区域都可能有其分布。

下颌缘支斜向前下走行，通常在下颌骨后缘起自颈面干，在下颌升支的下 1/3 处越过其后缘，在颈阔肌、降口角肌的深面前行，支配下唇和颏部的肌肉，如降下唇肌、降口角肌和颏肌等。

由面部骨骼轮廓整形手术导致的面神经瘫痪虽不常见，但可引起严重而持久性症状，如眉下垂和口角不对称。因为颞支是终末分支，交通支较其他分支少，所以更脆弱易伤。因此，在进行颧弓剥离和截骨术时，应重视面神经颞支，避免损伤。用往复锯做额成形术、用摆锯做下颌骨轮廓整形或用电凝止血时，都有可能损伤下颌缘支，因此，在做这些手术时，手术医生应注意避免损伤下颌缘支。

三、血管

（一）面动脉

面动脉（亦称颌外动脉）起始于颈外动脉，其颈段贴近咽部上行至下颌骨内侧，在此期间它走行于二腹肌后腹和茎突舌骨肌深面，然后经过这两块肌肉的上面，下降至下颌骨的内侧面，继而经过颌下腺表面的沟或穿行于颌下腺实质，向外绕过下颌骨下缘和咬肌前缘，出现于下颌骨的外侧面，迂曲上行，其后伴行面静脉。

（二）面静脉

面静脉（亦称面前静脉）是面部主要的回流静脉，起始于眼鼻之间的角静脉，在下颌下缘以上通常位于面动脉的后方与其伴行。与面动脉不同，面静脉走行于颌下腺表面，最终注入颈内静脉。

（三）颌后静脉

颌后静脉（亦称面后静脉）在腮腺的上部、髁颈的深面，由颞浅静脉和上颌静脉汇合形成。在颈外动脉的外侧，沿下颌升支后缘穿行于腮腺实质内或贴其深面下行，其内侧为颈外动脉，这两根血管的浅面均有面神经经过。在腮腺下极附近，颌后静脉发出前降交通支，在下颌角的下方连接面静脉。颌后静脉然后向后斜行，与耳后静脉汇合成颈外静脉。

下面两种情况可能损伤到这些血管：

（1）在下颌骨缩小术中，用摆锯截骨锯得太深。

（2）用磨头磨削骨皮质时造成软组织撕裂伤。

一旦这些重要的血管损伤断裂，就会导致大出血，往往电凝不能控制。反复止血失败可能导致失血过多。遇到这种情况，可以采用止血材料如止血纱（爱惜康）填塞出血创面，从外面用手压迫至少 30min，大多数情况下有助于止血。当然，最好的方法是防止发生这些重要血管的损伤。

四、肌肉

（一）颏肌

颏肌是成对的锥形肌肉，功能是提升下唇和颏部软组织。这对肌肉被坚韧的筋膜间隔和脂肪组织分开，直接起自下颌骨前联合区、前庭沟和下切牙根尖之间的骨面。因为它是提升下唇和颏部软组织的唯一肌肉，所以做前部前庭沟入路的手术时，必须仔细地重新对合。如果关闭切口时没有把肌肉恰当地复位缝合，将导致颏部软组织下垂、下唇松垮、下牙暴露过多。

（二）颊肌

颊肌的骨性附着呈线性走行，前部起于对应磨牙区的牙龈黏膜界之下的骨面，向后沿外斜线上升以至下颌升支的前外侧缘，再向后延伸到翼颌缝。颊肌由面神经颊支支配，属于表情肌系统，并具有独特的功能结构，可以产生类似于蠕动的运动。其附着处剥离可导致食团输送障碍。

五、脂肪

颊脂垫由一个主体和 4 个"突"组成，即颊突、翼突、颞突和翼腭突。体部处于中心位置；颊突位于颊部，位置较浅；翼突和颞突位置较深。

颊脂垫的主体部分位于腮腺导管的上方，并沿着咬肌前缘的上部延伸，向内侧止于上颌骨后面骨膜。在这个区域，颊脂垫的体部位于颊肌最上部分的纤维，并沿着上颌第二磨牙上方的前庭向前移行。它向后包绕着上颌骨，并延伸至翼上颌裂，此处它与上颌内动脉的分支、三叉神经上颌支紧密接触。

颊部突出是颊脂垫最浅的部分，使面颊丰满。它在腮腺导管之下进入颊部，沿咬肌前缘下降到下颌磨牙后区，在颊部被覆颊肌的主要部分。在颊部，颊脂垫位于下颌升支的前方。其尾部向口内延伸，与下颌第三磨牙的咬合面相平。其前界以面动、静脉为标志，这些血管与颊脂垫处在同一平面。腮腺导管位于颊脂垫的浅面，然后穿过颊肌，在第二磨牙的对面进入口腔。颊脂垫的颊部突起受咬肌筋膜牵制。咬肌筋膜向深部延伸，与颊肌外侧面的筋膜融合，这层筋膜衬于颊脂垫的深面，其内紧贴颊肌。

六、结论

对关键部位解剖的透彻理解，是开展面部骨骼轮廓整形的重要前提。本章只是重温了手术中经常遇到的相关重要解剖结构知识，如神经、血管、肌肉和脂肪等。医生在计划和进行面部骨骼轮廓手术时，应该重视这些解剖结构，防止发生损伤。

第二节　面部骨骼外科手术入路

一、引言

面部骨骼轮廓整形手术成功的关键始于恰当的切口入路和充分的面部骨骼显露。然而，在选择合适的手术入路时，必须考虑以下几个因素：首先，在确定切口部位时，应考虑面部美观，而不仅仅是方便手术，应该尽量把切口设计在隐蔽区域，有时甚至是远离手术骨骼的部位。其次，手术切口要避免损伤面部表情肌和神经，由此导致的面瘫不仅是严重的美容并发症，还会引起严重的功能障碍。最后，手术切口还必须顾及从面部骨孔穿出的许多感觉神经，避免损伤造成术后感觉减退。

二、手术入路

（一）口内入路

1. 上颌前庭沟入路

设计颧骨降低术时，通过口内上颌前庭切口可以很容易地到达颧骨体。沿切口线黏膜下注射血管收缩剂，以减少切开和剥离时的出血。手术切口应在牙龈黏膜交界上大约

5mm 处进行，必要时，切口可向后延伸，通常延伸到第一磨牙，以便充分暴露手术部位。连续切开黏膜、黏膜下层、肌肉和骨膜。用骨膜剥离子做骨膜下剥离，掀起软组织。向上内侧分离至眶下孔，可以看到眶下神经。继续向上剥离到眶下缘的外侧边缘，向后可以到颧牙槽嵴的后面。关闭伤口时，用可吸收线贯穿缝合黏膜、黏膜下层、肌肉组织和骨膜层。

2. 下颌前庭沟入路

口内入路是下颌骨轮廓手术的标准手术入路。切开前，黏膜下注射血管收缩剂，以减少切开和剥离黏膜时的出血。做前部切口时，用拉钩牵拉翻开下唇，用手术刀或电刀切开黏膜，切口长度通常从一侧尖牙到对侧尖牙，切口为弧线形或 V 形，V 形切口保留唇系带，向前朝唇侧延伸，牙龈侧留下 10～15mm 黏膜。当切开黏膜，其下面的颏肌清晰可见。在切开时，一定要注意避开颏神经。下颌骨体和升支部的切口位置一般在牙龈黏膜界下 5mm。切开黏膜、黏膜下层和骨膜。后段切口向上通常不要高于咬合平面。

将颏肌从骨膜下剥离显露下颌骨面。仔细地松解颏孔四周的骨膜。然后沿着下颌体及升支外侧面向后剥离。剥离应完全在骨膜下进行，以防止任何血管结构撕裂。下颌角区域的嚼肌附着的剥离，会导致此肌肉向上退缩。用直角牵开器向外侧拉开颊部组织，进一步剥离升支外侧面的嚼肌。切口后段关闭时可以一层缝合，包含黏膜、黏膜下层、肌层和骨膜。关闭切口前部则建议做两层缝合，因为要将颏肌牢固地缝回原处，这非常重要。一般用可吸收线缝合 3 针，拉拢颏肌切缘，然后用可吸收线缝合黏膜。

（二）双侧冠状切口入路

双侧冠状切口入路可用来显露面中部和上部骨骼。行面部骨骼轮廓整形手术时，

双侧冠状切口可用于颧骨降低术或额头轮廓修整术。首先，在设计切口线时，必须考虑到患者的发际线。切口在顶点可以向前弯曲，平行于发际线，但在其后 5cm 处。头皮冠状切口锯齿形设计可使瘢痕不明显。切口可以经耳前切口向下延伸到耳垂水平，这种方法可以直接暴露颧弓和眶下缘。

沿切口线注射血管收缩剂可减少切口出血。先从一侧颞上线到对侧颞上线，切开皮肤、皮下组织和帽状腱膜，显露帽状腱膜下、骨膜上的疏松结缔组织层，皮瓣可以很容易地自骨膜上分离掀起。接下来做颞上线以下的切口，此处切口应深至颞肌筋膜浅层，与颞上线以上的帽状腱膜下层相连续。

将前、后两侧的切口边缘提起 1~2cm，可用头皮夹止血，或将出血的血管分离，用电凝止血。过多使用电凝烧灼切口缘会破坏毛囊，产生脱发。在骨膜上层掀起头皮瓣，可用手指剥离，也可用钝的骨膜剥离子剥离。在颅骨两侧可见颞筋膜，在颞上线与颅骨膜融合。分离层面就在致密的颞肌筋膜浅面。向前和向下剥离几厘米后，头皮瓣应能翻转，将帽状腱膜露在外面，如果还不能翻转皮瓣，有可能需要沿颞筋膜浅层进一步向下剥离，并向下延长皮肤切口。在帽状腱膜下继续向前剥离皮瓣到眶缘上 34cm，横向切开两侧颞上线之间的颅骨膜，然后继续向下，在骨膜下剥离至眶上缘。皮瓣的两侧部分在颞肌筋膜浅层向下分离，接近耳郭时，在颧弓根部，即耳前，切开颞肌筋膜浅层。切口继续向上到颞上线，与之前两侧颞上线之间的颅骨膜横切口相连。向下分离应该在颞肌筋膜浅层之下，经这个层面到达颧弓比较安全，因为面神经颞支总是在颞肌筋膜浅层的外面经过。用钝头剪在颞肌筋膜浅层下分离，见到颧弓上缘和颧骨体后缘，即沿其上缘切开骨膜，并继续向上切开颧骨体后缘与眶缘的骨膜，最终与两侧颞上线间颅骨膜横切口汇合，然后自骨膜下掀起皮瓣，完全显露颧弓外侧面、颧骨体部和眶外缘。

头皮冠状切口关闭时，建议采用软组织悬吊缝合，用可吸收缝线缝合眶缘骨膜。头皮切口分两层缝合，用可吸收线缝合帽状腱膜与皮下组织，再用非可吸收线或钉皮器缝合皮肤。

（三）经皮的入路

1. 鬓角入路

鬓角区切口可以直接到达颧弓后部。切口长 8~10cm，在颧弓水平，位于鬓角中线。由于切口部位与面神经额支毗邻，切开时要注意，建议皮下脂肪层采用钝性分离，而不是用电切或锋利的剪刀。当分离深至颧弓骨膜层时，锐性切开骨膜，然后用骨膜剥离子剥离骨膜，显露骨面，便于截骨和固定。缝合切口时，用可吸收线在皮下做两点缝合，然后用不可吸收线缝合皮肤。

2. Gillies 入路

Gillies 切口位于耳轮前上方 2.5cm 的颞侧发际内，做 2cm 长的颞部切口，应小心避开颞浅动脉。继续解剖皮下组织和颞浅筋膜到颞深筋膜深部，然后将该筋膜切开以暴露颞肌。在此层次，将骨膜剥离子插入颞肌筋膜与颞肌间，来回向前剥离，直到颧骨的后部。关闭伤口时，头皮可以用钉皮器简单地闭合。

（四）眶周入路

1. 下睑缘切口

下睑缘入路可以直接到达眶下缘、眶外侧缘和颧骨体及上颌骨的上部。首先，在眶周手术过程中，可以用暂时性睑缘缝合或角膜盾保护角膜，减少损伤。下睑缘入路切口在睫毛下方约 2mm 处，与眼睑同长；切口过外眦后，可以循皮肤自然褶皱向外延长约 1cm，标记切口线。注射血管收缩剂，不仅可以减少出血，还可以分离组织层面，便于薄的眼睑切开。初始切开的深度应仅在皮肤层，当皮肤完全切开时，可以看到下面的肌肉。用剪刀向眶下缘方向做皮下锐性分离约几毫米，沿切口全长分离皮肤与睑板前的眼轮匝肌，皮下分离 4～6mm。用钝头剪刀分离眼轮匝肌，至眶外缘骨膜，然后用剪刀在皮肤切口的下方剪开肌肉。当皮肤肌肉瓣从下眼睑分开，可以向下牵拉至眶下缘以下。用刀在眶下缘下 3～4mm 处切开上颌骨和颧骨前面骨膜，眶下神经血管束在眶下缘下 5～7mm，做骨膜切口时应该避免损伤之。然后使用骨膜剥离子剥离上颌骨和颧骨前面的骨膜。关闭切口通常缝合两层，先缝骨膜，再缝皮肤。眼轮匝肌通常不需要缝合。

2. 结膜入路

类似下睑缘入路，经结膜入路可以直接暴露眶下缘、眶外侧缘、颧骨体和上颌骨的上部。放置角膜盾保护眼球。结膜下注射血管收缩剂以减少出血，用镊子将下眼睑外翻，眼睑缝合两根或三根牵引线。如果需要做外眦切开，切口则先从外眦开始，以尖头剪刀的一个尖端插入睑裂，向外侧深至眶外缘，水平剪开外侧睑裂，被剪开的结构包括皮肤、眼轮匝肌、眶隔、外眦韧带和结膜，牵拉先前安置的牵引线翻转下眼睑，牵开下睑，很容易看到外眦韧带，垂直切断松解外眦韧带。这时下眼睑就会立即从外侧眶缘松开，更容易外翻。通过剪开外眦时在结膜上形成的小切口，用钝头剪刀向下方的眶下缘分离，在眶隔前分开袋状间隙，止于眶缘稍后方。在睑板下缘和下结膜穹窿之间中点的位置，剪开结膜并放置下眼睑牵开器，向内侧延长切口，但一定不要损伤泪囊，因为泪点很容易看见。使用牵开器将眼眶内容物向里、下眼睑向外牵开，避开内侧泪囊，将骨膜锐性切开。骨膜切口位于眶缘稍后，然后用骨膜剥离子剥离眶缘、上颌骨和颧骨前面的骨膜。所有操作应该用宽的可弯曲的脑压板保护眼球并限制眶周脂肪疝出。缝合结膜

前，要先做外眦下部的固定缝合，将下睑板外侧部分与其上部创缘重新缝合。用可吸收线连续缝合结膜，缝合线头可以埋在结膜下。最后，沿外眦水平切口做皮下和皮肤缝合。

三、技术要点

（1）不管是上颌或是下颌的前庭入路，切口都应离开牙龈黏膜交界处约 5mm，这有利于后续切口缝合。

（2）口内入路，应谨慎行骨膜下剥离，以免损伤眶下神经和颏神经。

（3）冠状切口入路，电凝止血可能会造成毛囊不可逆性损伤并引起脱发，影响美观。

（4）冠状切口入路，术前剃发备皮并非医学消毒灭菌所必需，头发的存在有助于辨别毛茬的方向，减少对毛囊的损伤。

（5）下睑缘入路，皮下分离时下睑组织应向上绷紧而不要向下拉，否则可能导致皮肤撕裂。

第三节　面部骨骼外科常用器械

一、引言

近年来，面部骨骼轮廓整形手术日益普及，其技术和效果也有了很大的提高。美容手术取得满意效果的关键是满足每个求美者的变美期望和减少并发症的发生。然而，为了达到满意的手术效果，在外科手术过程中，应采取各种措施，避免意外失误，包括手术医生个人的错误。为此，必须努力规范面部骨骼轮廓整形术的手术方法，通过标准化的外科技术，使医生轻松容易、准确无误地进行手术，达到美容效果圆满、患者满意的终极目标。这里介绍几种可以在面部骨骼轮廓整形手术中使用的标准化手术器械。

二、手术器械

（一）颧骨降低术

L 形截骨技术目前广泛用于颧骨降低术。通常采用双切口完成手术，即通过口内切口实施截骨，将颧骨体向后内侧移位并固定，再经附加的耳前或鬓角切口进行截骨，将颧弓向内移位固定。手术过程中，有几个重要的细节应该由手术医生来决定。

首先，需要确定颧骨体的骨切除量。骨切除的宽度决定两侧颧骨间宽度减少的量，因为颧骨内推的量是由切除骨量决定的，因此，以可预计的方法均匀一致地切除颧骨是很重要的。双片往复锯可以用来实施这个操作。双片锯为预制成品，其双片间距有 2、3、4、5、6 或 7mm 各种型号，可以用来做平行截骨。在颧骨不对称的情况下，应根据术前设计使用不同的双片锯。

其次，需要确定颧骨体部向后移动的量。通常，颧骨肥大的患者，其最大的颧突点是向前外方突出错位的，因此，在矫正时，不仅要使颧骨体部向内侧移位，也要向后移位。在此步骤中，预成形钛板可用于精确实施后移操作，钛板的阶梯量（即弯曲量）在 0～5mm。如果颧骨突出较重，应使用较大阶梯量的预成形板，反之亦然。在两侧对称的病例，使用预成形钛板很容易做到两侧相等的移位；对颧骨不对称病例，使用不同型号的钛板使颧骨体不等量移位更容易纠正两侧不对称。

第三，需要确定颧骨降低术中颧弓向内推进量。大多数颧骨突出的患者颧弓区也突出，需要向内移位而减少向外突出。如上所述，经鬓角切口做颧弓截骨，然后将颧弓截骨线前段向内推移，并做坚固内固定。使用直排三孔预成形钛板，可以精确地完成所需的向内推入量，钛板的台阶高度为 0～4mm 不等，钛板的选择取决于颧弓向外突出的程度。

（二）下颌骨缩小术

传统的下颌角切除术是经口内入路，用摆动锯完成截骨。但在进行截骨操作之前，可以使用有"防护装置"的摆动锯来标记设计好的截骨线。防护锯有一个小的摆动锯片，其末端有保护片，锯片与保护片的间距有 2、3、4、5 或 6mm 的不同型号。选用防护锯的型号取决于下颌骨体部切除骨量和下颌管的走行（即下颌骨下缘与神经通路之间的距离）。使用这些防护摆动锯，可以使骨切除更均匀一致、更精确。更重要的是，可以避免意外的过度切除，减少可能的神经损伤。此外，如果存在下颌缘不对称，可以使用不同型号的防护锯进行差异化骨切除。先用保护锯截骨标记，再用较大的摆锯完成骨切除术。

（三）颏成形术

颏成形术毫无疑问是面部骨骼手术领域中最实用和多用途的手术方法，可以单独进行，或者更多的是与其他面部骨骼手术如正颌或面部骨骼轮廓整形手术联合应用。例如，颏成形术可以截骨前移或后退，矫正小颏畸形或颏前突。如果患者面下部短小、比例失调，可能需要做颏延长并联合面下部的轮廓修整。颏成形术也可以作为颏缩窄手术的一部分。

当需要进行骨切除时，例如颏缩窄或垂直缩短手术，可以用前面提到的双片往复锯做精确和平行截骨。设计好颏前移或后退的量后，使用预成形钛板可以精确控制前移或后退调整的量，钛板台阶的尺寸在 0～10mm。选择预成形钛板的型号应根据术前头影测量分析来确定。通过使用预成形钛板，可以精确实现术前确定的颏前移或后退的量。

三、结论

面部骨骼轮廓整形手术的并发症可能

是由于医生术前评估或是手术操作的失误引起的，此处描述的标准外科手术技术和器械可以避免因手术技术失误造成的不良后果。面部骨骼手术后可能出现的并发症包括水肿、血肿和感染。除了这些一般的并发症外，颧骨缩小术后较常见的并发症还有软组织下垂、短暂的感觉障碍、不对称、矫正不足或者矫枉过正。使用双片往复锯使截骨更精确可控，减少了术后不对称、矫正不足或矫正过度的可能性。并且，两侧使用不同尺寸的双片锯，还可以矫正术前就存在的不对称。牢固的骨断端固定是达到完全骨性愈合和减少软组织下垂的关键，使用预成形钛板可以使颧骨体部和颧弓更精确地对位。与以前的研究比较，使用推荐手术器械的并发症发生率降低，术后不对称发生率为 0.8% 对 2.9%、过度矫正为 0.4% 对 0.6%；同样是采用口内、鬓角入路和 L 形截骨做颧骨降低术，感觉神经障碍的发生率也显著降低（6.7% 对 9.4%）。

下齿槽神经损伤、下颌骨轮廓不规则和意想不到的术后不对称等是下颌角手术特有的并发症，但如果医生采取一定的预防措施大多是可以避免的。如果在下颌体截骨位置过高，则下齿槽神经可能遭受直接损伤，导致局部感觉缺失应根据术前全景 X 线片精确设计截骨线。使用防护摆动锯，可以确定下颌骨的下缘，并可同时标记下颌截骨线，因此，使用防护锯开始手术截骨，可以很容易地避免神经误伤。在以往的研究中，

下颌骨轮廓整形术后感觉神经暂时性麻痹的发生率为 6.5%～55.9%；然而，研究表明，应用防护摆动锯后，下颌骨轮廓整形术后感觉神经暂时性麻痹的发生率为 9.1%，永久性感觉缺失则可以忽略不计（0.2%）。此外，使用有防护的锯使截骨平顺一致，可以防止术后下颌轮廓线不规则发生。此外，对术前存在下颌骨轮廓不对称的患者，可以根据术前头影 X 线片测量和医学照片设计，进行差异化截骨。用不同型号的防护锯使这种差异化截骨更准确，使术者纠正不对称的技术操作更容易。

在颏成形术中，颏在前后方向上的位置最终取决于术中临床面部外形。颏的位置应结合整个面部、鼻尖和上下唇的相互关系进行评估。然而，由于手术过程中软组织肿胀，特别是下唇和颏部的肿胀，术者不应单纯依靠术中的测量，而应将术前定量分析作为这种情况下的客观标准。术者可用预成形钛板作为模板，更精确地向前或向后移动颏骨段，固定于恰当的位置，更易达到预期的手术效果，这也可以避免因术中临时弯曲钛板而必然产生的误差。同时，在施行垂直缩短的颏成形术时，需要两道水平截骨线相互平行，并平行于咬合平面，去除两道截骨线之间的骨段；在此过程中采用双片往复锯，可以实现与术前设计相符的精确的平行截骨。当用 T 形截骨技术进行颏缩小术时也是如此，由于要切除中间部分的骨段，这一步骤可以使用双片锯，以提高操作精度。

第四章
上、下颌前突畸形的整形治疗

第一节 概述

上、下颌前突畸形是各种牙颌面畸形中的一种，以上、下颌骨在水平方向发育过度为主要特征，进而引起咬合关系失调及颜面形态异常。国内外治疗此类疾病的学科，一个是口腔医学领域的正颌外科，另一个是整形外科学领域的颅颌面外科。它们的共同特点是应用外科和正畸的手段，以美学理论为指导，调整和改建颌面骨结构，重建美观和有效的咬合关系，通过面中、下部结构的变换，达到恢复口腔功能和改善、美化容貌的目的。

运用外科手段来矫正上、下颌骨前突畸形已有百余年历史。1849 年，美国弗吉尼亚的 Simon P. Hullihen 医生首先报道一例烧伤后致畸的病例，由于面下部瘢痕牵缩导致下唇外翻，下颌前突伴开颌畸形，采用下颌骨截骨的方式向上、向后移动得到改善。这是现代医学文献中记载最早的颌骨前突整形术。19 世纪后叶，陆续有文献报道下颌骨畸形的整形，主要围绕在下颌体部、下颌升支部和髁状突区进行。直到 1954 年 Caldwall 和 Letterman 进行下颌升支垂直截骨和 1956 年 Robinson 改为下颌升支斜行截开，使远心骨段后推与近心骨段重叠以矫正下颌前突畸形。这是下颌骨整形术历史上的一大进展。1957 年，Obwegeser 首次报道了著名的

下颌升支矢状劈开截骨术，使下颌骨整形取得了突破性进展，成为矫正下颌畸形应用最为广泛的术式。上颌骨整形术发展历史比下颌骨整形晚，而且进展较慢。1921 年，Wassmund 报道上颌前部的错颌手术矫正，并在 1927 年又用横向截骨矫正开颌畸形，但翼上颌联合区未分离，经过术后长期牵引达到效果。1951 年，Dingman 和 CHArding 首次在行 LeFort I 型截骨时分离翼上颌连接，从而一期完成整个手术。近年来，随着正畸技术、控制低压麻醉技术、坚固内固定技术、牵引成骨技术等的发展使相应外科技术日臻完善，上、下颌前突畸形的整复治疗取得了长足的进步。

第二节 术区局部解剖学研究

上、下颌前突畸形的治疗方式主要是通过后退颌骨及其上生长的牙齿，达到矫治牙颌面畸形的目的。术区解剖主要涉及上、下颌骨。

一、上颌截骨区局部应用解剖

上颌手术涉及的解剖主要是上颌牙槽突为主体的两联合、三腔、四支柱及其毗邻解剖。

两联合指上颌后面的下份与两侧蝶骨翼突相连区，即翼上颌联合。翼上颌联合上的裂隙是翼颌裂，颌内动脉翼腭段经翼颌裂进入翼腭窝，颌内动脉在此分出上牙槽后动

脉、眶下动脉、腭降动脉、蝶腭动脉、咽降动脉、维杜斯动脉（翼管动脉）。颌内动脉在翼腭窝的位置，距翼上颌连接下端25mm，翼上颌联合的高度为14.6mm。翼上颌联合区截骨离断时，一定不要高于翼上颌联合的上份，以免伤及颌内动脉的分支，引发术中大出血。

三腔指鼻腔与两侧上颌窦腔，上颌手术须尽可能完整剥离鼻底黏膜，鼻腔侧壁不宜剥离过高，在距前鼻孔3～3.5cm处，下鼻道前上方有鼻泪管开口。过高剥离截骨易伤及鼻泪管，出现鼻泪管狭窄。两侧的上颌窦腔易有上颌窦分隔，截骨时应注意充分截骨。一般上颌截骨要伤及上颌窦黏膜，但不会影响后续的颌骨及上颌窦的愈合。

四支柱指鼻中隔支柱、梨状孔缘区尖牙支柱、颧牙槽嵴支柱、上颌后区的翼突支柱。鼻中隔支柱由前份的鼻中隔软骨与后份的犁骨组成，鼻中隔的长度即前鼻棘到后鼻棘的距离，男性为（49.13 ± 2.79）mm，女性为（47.41 ± 3.70）mm。梨状孔缘区尖牙支柱为上牙槽前动脉穿行处，截骨后出血较多，术中注意止血。此处骨壁较厚，为截骨后常用的微型板坚固内固定区域。颧牙槽嵴支柱为上颌体前外面与后面的交界，骨壁较厚，也是截骨后常用的微型板坚固内固定区域。上颌后区的翼突支柱，即上颌体后份，此区由于上颌窦的发育不同，甚至上颌第三磨牙的阻生，骨厚度变异较大，上颌截骨特别注意此区的充分截骨。

上颌骨的血液供应来自颌内动脉的分支：上牙槽后动脉、眶下动脉、腭降动脉、蝶腭动脉、腭升动脉等，这些动脉互相吻合，血运丰富。上颌LeFort Ⅰ型截骨尽可能保持腭降动脉的完整性，因此，熟悉掌握腭降动脉周围的解剖尤其重要，腭降动脉与腭神经穿行于翼腭管中，在翼上颌连接的前方，从翼上颌连接上缘向前下移行至腭大孔，腭降动脉在翼腭管内分出腭小动脉，从腭小孔穿出。翼上颌连接截断时，骨凿方向应朝向内下方，高度不宜超过翼上颌连接上缘，避免伤及腭降动脉。梨状孔缘至翼腭管的距离，男性为（35.18 ± 2.56）mm，女性为（32.90 ± 1.40）mm。上颌窦内壁与鼻中隔夹角，男女分别为10.30° ± 1.36°与9.52° ± 1.97°。充分掌握截骨的深度、角度，是安全顺利进行手术的保证。

二、下颌截骨区局部应用解剖

下颌骨由水平、U形下颌体部和两个垂直的升支组成。

下颌体的外面正中直嵴称正中联合，正中联合近下颌下缘处向前突出称颏隆突，其两侧大约在尖牙下方近下颌下缘处，左右各有一隆起，称为颏结节。自颏结节斜向后上与下颌支前缘相连的骨嵴称为外斜线，有下唇方肌及三角肌附着。下颌升支矢状劈开截骨术的矢状截骨线就是延外斜线截开皮质骨。在外斜线上方，下颌第1、第2前磨牙之间，或第2前磨牙的下方，下颌骨上、下缘之间有颏孔，颏神经血管自此孔通过。在下颌升支矢状劈开截骨术或下颌前份根尖下截骨术都要注意保护颏神经血管的完整性。

下颌体的内面近中线处有上、下两对突起，称为上颏棘和下颏棘，分别为颏舌肌及颏舌骨肌的起点。自颏棘下方斜向后上与外斜线相应的骨嵴称为内斜线。下颌前份根尖下截骨舌侧截骨线就在内斜线上，下颌体内侧黏骨膜较薄，截骨易穿破黏骨膜，术中注意用手指触压保护。

下颌升支上端的两个突起分别称为喙突与髁状突，升支外面上部光滑，下部粗糙为嚼肌粗隆，有嚼肌附着。升支内侧中央稍偏后上方处有下颌孔，朝向后上方，向前下通入下颌管。成人下颌孔约相当于下颌磨牙颌平面，其前方有一薄锐的小骨片，称为下颌小舌，下颌孔后上方骨质凹陷，形成一浅而宽的沟，称为下颌神经沟。下牙槽神经、血管通过下颌神经沟、下颌孔进入下颌管。下颌升支矢状劈开截骨术的舌侧水平截骨线就是在下颌小舌上，深度至下颌神经沟区，不必深入到下颌支后缘。

下颌管起自下颌支内侧的下颌孔，为一致密骨形成的骨管，穿行于下颌骨松质中。管内有下牙槽神经、血管通过。下颌管从下颌孔至颏孔的位置具有以下规律：下颌管距颌骨内板较外板为近；下颌管距升支前缘较后缘为近；下颌管距离下颌下缘较牙槽缘为近。下颌升支矢状劈开截骨时，关系密切的是下颌管与骨外板间骨松质的厚度，一般在下颌升支区，下颌管与外侧骨板之间有较多的骨松质相隔；在下颌角以及下颌第 3 磨牙区下颌管与外侧骨板间骨松质较少，甚至缺如；在下颌第 1、第 2 磨牙区下颌管与外侧骨板之间骨松质较厚。有学者发现，约 20% 的患者下颌管与骨外板之间无骨松质，这些患者的下牙槽神经极易受到损伤，甚至看作下颌升支矢状劈开截骨术的相对手术禁忌证。不同的患者存在很大的个体差异，因此，有条件尽可能术前做 CT 检查，定位评估手术的安全性。截骨过程尽可能沿外侧骨板截骨。

下颌骨的血液供应主要来自下牙槽动脉离心性血液，也接受来自骨周围软组织动脉的向心性血液，如翼外肌、翼内肌、颞肌、嚼肌动脉、颞下颌关节囊动脉、舌下动脉以及颌外动脉分支供应给附着在下颌骨上表情肌的小动脉。这些血管互相交通，为颌骨截骨手术的愈合提供了有利的条件。

第三节 畸形诊断与术前检查

上、下颌前突畸形是上、下颌颌骨畸形的一类疾病，主要指上颌骨或下颌骨在水平方向发育过度。

一、上颌前突畸形

（一）诊断与鉴别诊断

上颌前突表现为开唇露齿，自然状态下双唇不能自然闭拢，微笑状态下牙龈外露较多，鼻唇角较锐。上牙列常表现为拥挤、排列不齐，上颌前牙唇倾，唇齿关系不调，前牙深覆颌、深覆盖。

上颌前突分为真性上颌前突与假性上颌前突两类。真性上颌前突指上颌骨在水平方向前突，其可分为整个上颌骨的过度发育，称为面中部前突，这种类型极为少见。临床多见的是以上颌牙槽突为中心，上颌前份骨及上颌前牙的前突畸形。假性上颌前突分为两种，一种是上颌骨发育正常，而下颌骨后缩甚至颏后缩，如果用 Ricketts 审美平面评价鼻唇颏的关系，可见上唇突出于此平面前方，在视觉上显得上颌突出。另一种是上颌骨发育正常，但上颌前牙过度唇倾，致使上唇前突，鼻唇角变锐，即所谓的上颌牙源性前突。

鉴别诊断一方面依靠临床检查观察上颌唇齿关系、鼻唇颏关系、后磨牙的近远中关系、鼻唇角角度而定；另一方面依靠定位头颅侧位 X 线片测量分析 SNA 角度、上颌前牙的唇倾度。诊断时准确判断真性上颌前突与假性上颌前突。

（二）术前检查

术前检查包括患者的审美诉求、颌面部及咬合关系的评价、颌面部软硬组织的 X 线测量分析。此类患者在就诊时常有明确的要求，希望减少上颌的前突度，包括唇部的前突与牙的前突，减少露龈。询问病史时注意有否不良习惯，如口呼吸、吮指等；询问是否有鼻部疾病，如鼻甲肥大、鼻息肉、鼻中隔偏曲等。以上长期不良习惯与疾病都可以引起上颌的前突。

临床检查时，观察自然静止状态与微笑功能状态的上颌唇齿关系、上唇与牙龈的关系。理想的唇齿关系是上切牙切端暴露于唇红缘下方 2～3mm，上颌前突患者的唇齿关系多＞3mm。还要注意上唇的高度，有的患者存在上唇过短，使唇齿关系更加不调。鼻唇角是诊断与手术设计的另一个重要的参考指标，正常的鼻唇角角度在 90°～110°，上颌前突患者鼻唇角常呈锐角，上唇向上翘起。同时要注意鼻唇颏关系的检查，相对后缩的颏常加重了鼻唇颏协调关系的破坏。

口内检查后磨牙的近、远、中关系，前牙覆颌、覆盖关系，腭盖的高拱情况。

X线头影测量分析显示，SNA 角和 ANB 角大于正常值，有的患者上中切牙长轴与 NA 连线的交角以及上中切牙缘至 NA 连线的垂直距离同时增大。CT 或 CBCT 检查可以清晰地显示上颌骨后壁的厚度，上颌骨内侧壁的角度、厚度以及翼腭管的位置。了解上颌第 3 磨牙根尖位置、翼上颌联合的情况，可以准确测量梨状孔缘至翼腭管的距离，定位腭降动脉的位置。

治疗前模型外科分析，通过石膏模型检查观察上、下牙弓宽度的协调关系，模拟上颌前份截骨后退或上颌 LeFort I 型截骨后退后，上、下颌前牙的覆颌覆盖关系，后牙的咬合接触关系。外科模型上制作定位颌板或个性化固定唇弓。

术前面形预测分析，预测颌骨后退后面形侧貌，进一步确定手术移动方向、距离及截骨量，以保证手术能够定量化进行。上颌后退后，软组织标志点鼻底点的变化比率为 30%，上唇突点的变化比率为 50%～65%，鼻唇角角度增加 $1.2°/mm^3$。

术前正畸，上颌前突患者前牙存在前倾甚至拥挤，需术前正畸排齐牙列，去除牙代偿，整平颌曲线。对于上颌前份截骨的患者，根据相邻牙根的接触情况，必要时扩展根尖距，避免术中截骨损伤邻牙根。

二、下颌前突畸形

（一）诊断与鉴别诊断

下颌前突在临床上较为多见，其发病因素较多，常见的有遗传、疾病和创伤。下颌前突使面下 1/3 向前突出，从正面可以看到下颌突出，面下 1/3 较正常人宽，鼻翼基底部较窄，部分病例两侧不对称，面中部显得后缩，可伴鼻唇沟消失或变浅，颏部可以前突；从侧面观察，下颌前突或伴有颏前突，下颌角较钝，下唇位于上唇前方，可以外翻，严重的病例可导致闭口不全，影响发音。下颌前突常会造成严重的咬合错乱，前牙呈对刃或反颌、开颌，后牙呈安氏 III 类错颌。

Converse 将下颌前突分为以下 4 个类型：

（1）下颌前突，上颌发育正常。

（2）下颌前突，上颌发育不足。

（3）下颌前突伴开颌。

（4）上、下颌均前突。

笔者认为下颌前突可分为两大类：真性下颌前突与假性下颌前突。真性下颌前突又分为 3 个类型：

（1）上颌正常或后缩，而下颌前突，可伴颏前突。

（2）下颌偏突，下颌前突且偏向一侧。

（3）下颌前突伴开颌。假性下颌前突指上颌后缩，下颌正常，临床上显得下颌突出。

鉴别诊断特别要注意因上颌发育不足而呈现的假性下颌前突。

（二）术前检查

临床检查时，观察自然静止状态与微笑功能状态的上、下唇齿关系，下颌突度与颏部突度。颏唇角与颏唇沟深度是诊断与手术设计的一个重要的参考指标，王兴教授建立的国人男、女正常的颏唇角角度分别为 129°

与 130°，颏唇沟深度为颏唇沟距审美平面距离；国人男、女颏唇沟的深度分别为 6mm 和 5mm。口内检查后磨牙的近、远、中关系，前牙反颌情况，下前牙的代偿舌倾状况，下颌第 3 磨牙的阻生情况等。

X 线头影测量分析显示下颌骨长度大于正常值，SNB 角＞80°，ANB 角减小甚至为负角，由于下颌及颏部前突，面下 1/3 垂直向增高，下颌角角度大于正常的 120°。术前 CBCT 影像检查可以观测不同断面定位下颌管在下颌骨内颊舌向的位置，序列纵断面视图观察不同部位骨松质的密度、比例，避免意外骨折的发生。

治疗前模型外科分析，通过石膏模型、检查观察上、下牙弓宽度的协调关系，模拟下颌前份根尖下截骨后退或双侧升支矢状截骨后退后、前牙覆颌覆盖关系、后牙的对位接触关系，调磨个别牙尖的干扰。外科模型上制作定位颌板或个性化固定唇弓。

术前面形预测分析，下颌前份根尖下截骨后退下唇突点的变化比率为 75%，下颌整体后退下唇突点、软组织颏唇沟点与颏前点后移的变化比率均为 90%，颏部截骨后退软组织颏前点的变化比率为 85%。

术前正畸，多数患者须做术前正畸准备，排齐牙弓，去除下前牙的舌代偿，纠正倾斜的牙轴，平整颌曲线，协调上、下颌牙弓宽度，去除颌干扰，以便术后获得良好的颌功能和稳定的治疗效果。此项工作一般由正畸科医生实施，但颌面外科医生一定要积极参与，及时与正畸科医生沟通，制订出完美的治疗计划，并使计划顺利进行。

三、双颌前突畸形

（一）诊断与鉴别诊断

双颌前突是由于上、下颌前部牙槽骨向前发育过度引起的一种牙颌面畸形，在黄种人及黑人中较常见。临床表现为双唇及上、

下前牙向前突出，开唇露齿，上、下唇不能自然闭合，强行闭唇时可见颏唇肌紧张并明显前突。临床上可根据露齿程度判断前突程度。在静止状态下双唇不能闭合，上颌门齿外露在 2/3 以上为轻度前突；门齿完全外露为中度前突；如有门齿全齿及部分齿龈外露为重度前突。双颌前突，多伴有颏后缩畸形，前牙排列整齐或轻度拥挤，上、下前牙牙轴唇倾，前牙关系可为深覆颌或开颌，后牙多为安氏 I 类颌。研究表明，影响双颌前突侧貌美观主要为唇颏关系的不协调，特别是软组织颏部形态。

临床诊断并不困难，上、下唇前突，鼻唇角锐，唇齿关系超过 3mm 以上颏后缩，颏唇沟缺如，X 线头影测量分析显示 SNA 角和 SNB 角都较正常值大，上、下前牙牙轴唇向倾斜，牙齿长轴与水平面、下颌平面的夹角分别大于正常值。以审美平面评价，双唇突点均位于此平面前方。

（二）术前检查

X 线头影测量分析显示主要是 SNA 角以及 A 点突距大于正常，SNB 角以及 B 点突距大于正常，颏点后缩。软组织测量显示上切牙暴露过多、上唇过短、颏唇沟变浅甚至消失。

治疗前模型外科分析，通过石膏模型检查观察上、下牙弓宽度的协调关系，模拟手术截骨后退后，前牙覆颌覆盖关系，后牙的对位接触关系，调磨个别牙尖的干扰。外科模型上制作定位颌板或个性化固定唇弓。

术前面形预测分析，参照上述上、下颌前突截骨后退术式软组织变化比率，但双颌前突的患者多有颏部后缩情况，手术有必要做颏部水平截骨前移，截骨前移软组织颏前点的变化比率为 90%。

术前正畸，上、下颌前突伴有前牙拥挤，或下颌 Spee 曲线过度弯曲，单纯手术不能

取得良好的咬合关系，必须术前正畸，用正畸的方法排齐并压低下前牙。严重上、下颌前牙前倾的患者，拔出前磨牙后，排齐牙列，矫正牙轴方向，以后再行手术可以大大降低手术操作难度。术前正畸加手术治疗常可以收到非常理想的效果。

第四节　上颌前突畸形手术治疗

针对患者的 X 线头影测量结果和畸形的严重程度以及模型外科分析结果，结合患者主观要求制订科学合理的治疗计划。对真性骨性上颌前突的患者，常用的外科手术有两大类：上颌前部截骨术与上颌 LeFort I 型截骨术。

一、上颌骨前部根尖上截骨术

（一）临床适应证

上颌轻度水平方向前突畸形或伴有轻度垂直方向过长畸形。上颌后退不超过第 1 前磨牙宽度，上移在 3mm 以内首选上颌前部截骨术。

（二）手术方法及要点

上颌前部截骨术有 3 种手术方法：Wassmund 法、Wunderer 法与上颌前部折断降下法。各种手术方法主要的区别就是软组织切口的设计不同，截骨方式基本相同，以上颌前部折断降下法视野开阔、操作方便，是临床上最常用的方法。因此，手术程序主要介绍这种方法。

1. 体位

采用仰卧位。

2. 麻醉

经鼻腔气管插管的全身麻醉下进行，局部黏膜切口区域给予 1/100 000 肾上腺素低浓度局部麻醉。

3. 切口

在双侧上颌第 1 前磨牙附着龈上 5mm处黏膜上做水平切口。

4. 剥离与显露

黏膜切开后，在骨膜下向上剥离黏骨膜，暴露上颌骨前壁、双侧梨状孔下缘和部分侧缘，仔细剥离鼻腔侧壁、鼻腔底和鼻中隔前份的黏骨膜，根据设计拔除第 1 前磨牙，并在拔除的第 1 前磨牙区向下剥离牙槽黏骨膜和附着龈，直达牙槽嵴顶。

5. 截骨

用细裂钻标记垂直截骨线，截骨线应与两侧牙根方向平行，以免造成牙根损伤。使用矢状锯完成垂直截骨，在垂直截骨的间隙里矢状锯完成牙槽突与硬腭交界区骨壁截骨。操作时必须以左手示指置于垂直骨切口腭侧相应的黏骨膜表面，确定矢状锯仅穿透骨组织而不损伤腭侧黏骨膜。去除垂直截骨处应截去的骨组织，用长柄球钻或薄骨凿完成腭侧骨板的水平骨截开。用鼻中隔凿将鼻中隔与上颌前份分离直达水平骨切开线的后方。

6. 折断降下

截骨完成后，用骨刀插在截骨线之间轻轻撬动，确认骨性连接都已截开后，可稍用力将上颌前部骨块向下方旋转下降，以圆形骨钻修整切开断面的锐利骨刺。如须将前颌骨段向上移复位，则可将已分离的鼻中隔软骨下缘切除适量，或用圆钻在骨性鼻底中线部磨出一条相应深度的骨沟，以免在前颌骨块上移复位后引起鼻中隔偏移。按设计后退或上提骨块，使牙列准确就位于预制颌板中。

7. 固定

术前已正畸的患者，可直接利用先前黏结在唇侧牙面的锁槽，拴结扎丝，行上颌牙列的整体固定。未正畸的患者安置预制的唇弓，再检查确定骨段复位正确后，梨状孔边缘两侧使用微型钛板坚固地内固定上颌前部骨段。

8. 关闭

切口缝合切口前，先做两侧鼻翼基底悬吊收紧鼻翼，避免术后鼻翼增宽。上唇过短者，可在中线缝合时做 V-Y 缝合，以延长上唇。可吸收线缝合黏骨膜切口。

（三）围术期的处理

1. 术前处理

手术方案制订后，医生应与患者及其家属做一次全面细心的长谈，详细了解患者对畸形的心理状态和对手术的要求；可通过头影预测性描绘的侧面轮廓或计算机预测术后面貌，使患者知道自己术后将获得的面容。用模型外科拼对好的石膏模型使患者了解术后将达到的咬合关系。交谈中还须告知患者术前、术后可能会遇到的问题和不适，如手术须在全麻下进行，需要经鼻腔气管内插管；由于气管内插管，术后会有咽喉部疼痛；上唇及颌面部会有一定程度的肿胀，这些都要使患者有足够的思想准备。同时检查上、下颌唇弓的固位情况和牵引钩的安置情况。向患者交代术前正畸（去代偿）、术后正畸的必要性。术前根据模型外科分析，拔牙后退前份骨段，如牙弓形态良好，前牙覆𬌗覆盖关系基本正常，双侧尖牙、前磨牙区间隙距离及开𬌗距离＜1mm 者，可以不进行术前正畸，否则需先进行术前正畸。术后正畸的主要目的是关闭双侧尖牙、前磨牙间遗留间隙，关闭垂直向的小开𬌗。

2. 术后处理

术后鼻唇沟区敷料包扎压力适中，注意观察后移骨段的牙龈等黏膜色泽，如有发绀或苍白等血运障碍征象，应查明原因，酌情处理。定时冲洗，保持口腔清洁卫生。术后要加强抗感染治疗，一般静脉用抗生素 5～7d，口内的可吸收缝线不用拆线。术后 1 个月拆除𬌗板，术后 3 个月拆除唇弓丝，酌情进行必要的术后正畸治疗，以获得功能与美容俱佳的效果。

（四）常见并发症的原因及防治

1. 腭部穿孔

硬腭中缝区骨壁较厚，骨阻力多在此区，而两侧硬腭骨板相对较薄，截骨过程操作粗暴或锐利器械截骨，均可造成腭黏膜穿通损伤。各处截骨时，无论使用裂钻、矢状锯或骨凿，都应同时使用示指触压截骨线相对的腭黏膜，以感觉器械深度，避免腭侧黏骨膜瓣的损伤。

2. 出血

上颌前部截骨术有两个容易出血的部位：一个是梨状孔边缘截骨要离断上牙槽前动脉，此区出血可以用骨蜡填塞，也可以电凝止血；另一个部位是在牙槽突与硬腭交界区，骨壁形态不规则，紧邻腭大动脉分支，伤及血管出血时用骨蜡或纱条填塞都效果不佳，手指按压腭黏膜片刻往往奏效。

3. 牙根损伤

术中损伤牙根可至术后牙齿变色、牙髓坏死，甚至松动脱落。术前应仔细观察 X 线片，以了解截骨线两侧牙根的方向和牙根间间隙的大小，术中须骨面上观察牙根的形态与走行方向，垂直截骨线应平行于牙根的走行方向，水平截骨应在尖牙根尖上 5mm 以上。

（五）典型病例

女性，25 岁，因上颌前突、开唇露齿要求手术治疗。临床检查面部左右基本对称，面部上、中、下比例尚协调；静止状态下，上、下唇不能闭合，上前牙开唇露齿；侧面观，上颌位置前突，下颌位置基本正常，颏后缩，颏唇角形态差；开口度、开口型无异常，上、下颌牙弓宽度协调，上、下颌第 1 磨牙基本中性关系；前牙深覆𬌗覆盖，上前牙牙轴唇倾。头影测量结果：SNA 87，SNB 77，ANB 10，Gs-Sn 72mm，Sn-Mes 73mm，Sn-Sts 24mm，Sts-Mes 49mm。诊断为上颌前突、颏后缩畸形。手术方案：上颌骨前部截骨术，双侧上颌第 1 前磨牙拔除术，截骨块水平向后退 4mm，垂直向高度减少 2.5mm，立轴关闭拔牙间隙。水平截骨颏成形术，颏前点前移 5mm。

术后伤口一期愈合，无渗出及骨坏死，前牙覆颌覆盖良好，唇齿关系改善。术后 2 个月接受正畸治疗，关闭两侧尖牙与第 2 前磨牙间的间隙，调整上、下颌尖牙对位关系并保持已获得的颌关系的稳定。术后随访 11 个月，见上、下唇部关系良好，唇齿关系和谐，鼻唇角外形满意。术后一年头影测量结果：SNA82°，SNB77°，ANB5°，Gs-Sn 72mm，Sn-Mes 74mm，Sn-Sts 24mm，Sts-Mes 50mm。

二、纵行齿龈切口上颌前份根尖上截骨术

纵行齿龈切口上颌前份根尖上截骨是常规的上颌骨前部根尖上截骨的改良方法，手术方法主要是将齿龈上水平切口，改为与牙齿长轴、平行的纵向切口，最大限度地保留了齿龈及齿龈黏膜与截断后的上颌骨前份骨瓣的软组织连接，以便更好地保留上颌骨前份齿龈部的血运。该方法可以明显缩短截骨处齿龈的出血时间，增加齿龈部切口的愈合时间，降低了该手术的风险。

（一）适应证

该方法适应于单纯上颌前突或上、下颌双突者。

（二）诊断

临床症状主要表现为上颌前突，呈努嘴状，静止状态下开唇露齿，轻度者仅有门齿大部分外露，中度者可伴有齿龈外露，重度者可在微笑时齿龈沟呈暴露状态。X 线片头影测量显示 SNA 角＞82°。

（三）术前准备

1. 常规术前检查

心电图，超声成像，肝、肾功能检查，X 线头部正位、侧位，头影定位测量。

2. 咬合定位研究模型

了解咬合情况并在咬合研究模上进行模拟截骨设计，确定矫正前突的截骨后退上颌前份的距离（图 4.1）。

3. 演示

演示截骨后退后的上、下颌前部重建的咬合关系。

4. 术前拔牙

最好于术前 2 周拔除上颌两侧第 2 前磨牙，如此可以缩短手术时间，并可降低术中拔牙造成切口部被污染的风险。

5. 术前漱口、抗感染

术前 3d，用波尔多液或 3% 盐水溶液漱口，3 次/日，术前 24h 开始静脉应用抗生素。

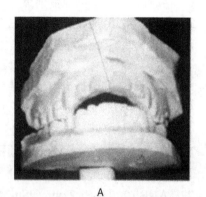
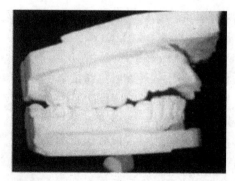

A   B

图 4.1　咬合定位研究模型。

（四）手术方法

（1）切口线设计：两侧纵切口分别设计在齿龈处自齿龈缘依牙齿长轴方向向上达根尖上 8～10mm 处，中间切口设计在上颌左右。用画线笔或亚甲蓝标记切口位置。

（2）首先切开中央切口处黏膜及骨膜，用黏骨膜剥离器于骨膜下自下向上剥离至前鼻棘，并向两侧剥离显露梨状孔下缘。而后用弯头黏骨膜剥离器沿梨状孔下缘内侧面骨膜下缘，向下缘内侧面骨膜下，略向下剥离，显露鼻隔软骨与鼻棘的附着处。再在两侧的齿龈切口处切开齿龈黏骨膜，在骨膜下剥离至根尖上 8～10mm 处开始转向内上方梨状孔基部外侧缘，并与中央切口剥离腔隙贯通（图 4.2）。

（3）用画线笔标出截骨线截骨方向及截骨宽度，其截骨宽度以在咬合研究模型上测得的截骨宽度为准，一般宽为 5～8mm。但要注意斜向梨状孔的截骨线要比纵行截骨线的截骨宽度小 2mm 左右，可以防止截骨后上颌前份后退的同时出现过度上移（图 4.3）。

（4）用微型矢状锯沿截骨线将上颌骨前壁截开，用窄骨凿凿除截开，自齿槽缘至梨状孔，精准地依设计的画线截开，用窄骨凿凿除截开的上颌骨前壁，然后用圆形磨钻逐渐向深层钻磨截骨，向深面截断硬腭部分。如用矢状锯或来复锯截断硬腭，需先用黏骨

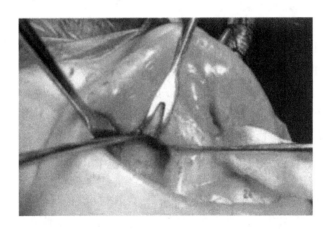

图 4.2 齿龈切口，骨膜下剥离至根尖，转向梨状孔基部外侧缘。

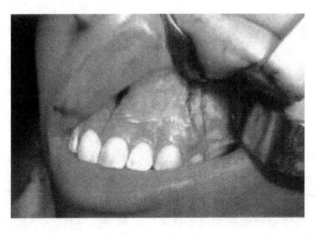

图 4.3 用画线笔标出截骨的方向、宽度。

膜剥离器，自上颌缘内侧沿截骨线平行方向，使上腭黏骨膜与骨有一定的分离，目的是在截腭骨时保护腭大动脉。如此可以确保截断后的上颌骨部血液供应完好。

当双侧硬腭完全截断后此时上颌前份的骨性组织仅有犁骨与其相连接，此处可用小骨凿自中央切口处紧靠下颌鼻棘内侧面，将骨凿对准双侧硬腭截骨线交流处轻轻将犁骨凿断。凿犁骨时一定要用右手示指放置在腭部截骨线部位，可以在凿骨时保护腭部黏骨膜不被凿穿，并可感觉到凿骨位置是否正确。犁骨被凿断后上颌骨前份骨性组织完全离断松动。

（5）双手握住离断的上颌骨部向后推移，检查截骨后退位置是否推到设计要求。特别注意犁骨截骨部位是否对后退有阻碍，并检查后退后上颌形状、上颌前份咬合关系以及双侧咬合平面是否能处在一个水平。

（6）检查截骨后退达到设计要求后用细钢丝将牙齿绑扎在一起，再次检查截骨后退之上颌骨平衡、稳定，咬合关系恢复到正常位置，并注意检查门齿的前倾角度有无过度内收或过度前倾。

（7）检查后退位置准确无误后，绑扎牙弓夹板，用微型钛板螺丝钉或可吸收骨板螺钉固定。

（8）缝合切口。

（五）术后处理

（1）术后静脉用抗生素5~7d。

（2）术后24h开始用弹性橡胶圈行颌间固定。前3d用单环橡胶圈弹性固定，3d后改用双环橡胶圈弹性固定。持续固定2周后，可于次日早、中、晚进餐时解除橡胶圈进食，进食毕立即将橡胶圈重新固定。再固定2周，可以解除颌固定的橡胶圈，但牙弓夹板仍需坚持固定2~4周，之后可拆除牙弓夹板（如果单纯是下颌前份截骨可不做颌间固定）。

（3）术后营养支持非常重要，因颌间固定，只能吸食全流质食物，每日维持1700~2000kcal热量，并给予各种维生素及微量元素的补充，以保证手术一期愈合和恢复。

（4）术后2个月随访，检查外貌的改善情况，注意上颌前部的咬合关系是否正常。X线片复查上颌骨前突的矫正情况，了解截骨的愈合情况。

（5）医学摄影进行术前、术后对照。

（6）3~4个月内不可咬食过硬食物。

三、上颌骨 LeFort I 型截骨术

（一）临床适应证

上颌重度水平方向前突畸形或伴有重度垂直方向过长畸形。上颌后退距离超过6mm，上颌上移距离超过3mm选用LeFort I型截骨整体后移辅助前份截骨后退上移上颌骨。

（二）手术方法及要点

1. 体位

采用仰卧位。

2. 麻醉

在经鼻腔气管插管的全身麻醉下进行，控制性低压麻醉有助于减少出血，黏膜切口区域给予1/100 000肾上腺素低浓度局部麻醉。

3. 切口

位于上颌前庭沟附着龈以上5mm处，一般自一侧第1磨牙至对侧第1磨牙，切口过度延长或位置过高会造成颊脂垫溢出，从而影响手术野以及此后的手术操作。

4. 剥离

剥离黏骨膜，暴露上颌骨前、外侧壁，然后自颧牙槽嵴拆向后内方，于牙槽嵴顶大约相当于两倍磨牙牙冠高度的骨壁处，向后沿上颌结节的弧度于骨膜下潜行剥离，直至翼上颌连接处。但切口龈方之软组织不予剥离。在上颌前部，充分暴露前鼻棘、梨状孔

下缘及外侧缘，鼻腔剥离子剥离鼻底、鼻侧壁、鼻中隔区黏骨膜，各剥离区在剥离后立即用长纱条充分填塞压迫止血。

5. 截骨线设计

从梨状孔外侧缘至颧牙槽嵴区做前壁截骨线，截骨线至少应位于单尖牙根尖上5mm处，在磨牙区应距牙槽嵴顶相当于磨牙牙冠高度的两倍以上，以避免截骨时损伤上颌牙根，并保证术后牙髓血供充足。

6. 截骨

可先用裂钻或来复锯完成上颌窦前、外侧骨壁处的截骨，用骨膜牵开器置入鼻腔外侧骨壁与黏骨膜之间，以保护黏骨膜。然后用薄刃骨凿完成上颌窦内侧壁及上颌窦后壁的截开。

7. 离断翼上颌连接

使用宽约1cm的弯形骨凿，从翼上颌连接处向内、向下劈开上颌后内壁与翼板腭骨的连接，腭侧手指感知保护腭部骨膜。

8. 鼻中隔的离断

使用鼻中隔骨凿从前鼻嵴向后完全离断鼻中隔骨部。

9. 降下折断

用薄型骨凿在颧牙槽区插入骨切开线，试行轻轻撬动分离骨块后，利用上颌把持钳或徒手从梨状孔前缘下压上颌骨前段，使整个骨块折断松弛。切忌粗暴强力降下折断，以避免颅底骨折或翼板断裂损伤颌内动脉。

10. 检查鼻底黏骨膜

有撕裂处应严密缝合，避免术中、术后的鼻腔出血。

11. 保护腭降动脉血管神经束

按设计去骨量球钻去除血管后上颌后壁骨。上颌前份截骨后退者，在截骨降下前拔除双侧上颌第1前磨牙，后退前份骨，根据术前设计，处理骨折线，修整鼻中隔骨嵴，依靠预制颌板准确定位移动距离，选用4个微型钛板分别于梨状孔边缘和颧牙槽骨壁区固定。

12. 缝合切口

关闭切口前，先做两侧鼻翼基底悬吊收紧鼻翼，避免术后鼻翼增宽。上唇过短者，可在中线缝合时做 V-Y 缝合，以延长上唇。用可吸收线缝合黏骨膜切口。

（三）围术期的处理

1. 术前处理

手术方案制订后，应做好充分的医患交流，详细了解患者对畸形的心理状态和对手术的要求；向患者讲清畸形所在的部位，通过头影预测性描绘的侧面轮廓或计算机预测术后面貌，使患者知道自己术后将获得的面容。医生应耐心听取患者的要求，在可能的情况下考虑并采纳患者的意见。用模型外科拼对好的石膏模型使患者了解术后将达到的咬合关系，还须告知患者在术前、术后可能会遇到的问题和不适。如手术须在全麻下进行，需要经鼻腔气管内插管；术前需留置鼻胃管和导尿管；由于气管内插管，术后会有咽喉部疼痛、鼻黏膜水肿或鼻腔内积血，造成鼻呼吸不畅；颌面部会有一定程度的肿胀，术后数天口鼻腔分泌物可能带有少量血性渗出物；强调术后数周须行颌间结扎，患者要在不能张口的情况下进食和说话。要采取恰当的方式实事求是地向患者及其家属讲明手术中可能出现的并发症，既要使其充分了解，又勿使其过度紧张。向患者交代术后正畸的必要性等，使患者及其家属不但了解手术方案，且有充分的心理准备。

手术患者须做全面、认真的体格检查，做好口腔卫生，如洁牙及口腔含漱等，还要拍面部正、侧位及咬合的医学摄影照片。

2. 术后处理

术后当日应在严密监护下观察病情，特别注意保持呼吸道通畅，及时处理口内创口及鼻底可能出现的渗血。术后 2d 内用冰袋局部冷敷，可有效地减轻术后肿胀。术后给予雾化吸入 3～5d，以减轻呼吸道刺激症状。定时冲洗，保持口腔清洁卫生。术后要加强抗感染治疗，一般静脉用抗生素 5～7d。口内可吸收缝线不用拆线。术后 1 个月拆除颌板，术后 3 个月拆除唇弓丝。术后 2 个月骨性愈合稳定后，可进行必要的术后正畸治疗，以巩固疗效，获得较理想的咬合与美容效果。

（四）常见并发症的原因及防治

1. 术中大出血

LeFort I 型截骨术中要注意保护的血管有腭降动脉与颌内动脉。腭降动脉位于上颌窦内后壁交界处的骨壁内，另半数位于上颌窦内后壁交汇处的后方。因此，在行 LeFort I 型截骨术时通常会遇到腭降动脉。

据国内学者研究，梨状孔边缘至翼腭管的距离平均为 35.25mm，颧牙槽嵴至翼上颌联合的距离平均为 25.47mm。国外学者研究发现，梨状孔边缘至翼腭管的距离男性平均为 38.4mm（34～42mm），女性平均为 34.6mm（28～43mm）。手术截骨过浅可遗留过多的骨连接，并引起上颌后壁高位骨折或不良力传导，从而引发眼部症状；过深则可损伤腭降动脉或折断翼板，从而导致出血等严重并发症。笔者利用 CBCT 系统的 CT 及其测量功能，以及与被投照物之间 1:1 的比例，可进行实际测量，进而在术前准确定位梨状孔缘至翼腭管的距离。颌内动脉损伤是引起大出血、导致术中死亡的最严重的并发症。其原因多是在离断翼上颌连接时，凿子安装过高，或凿劈方向失当，手术者应引起高度重视。避免此并发症的要点是，在磨牙区截骨线应距牙槽嵴顶相当于磨牙牙冠高度的两倍，不宜太高，也可应用台阶式 LeFort I 型截骨，在颧牙槽嵴处以前的截骨线可以设计得较高，而在其后方的截骨线设计得较低，从而在颧牙槽嵴处形成一个台阶，这样既可矫正比较严重的眶下区及鼻旁

区的凹陷，而又不易损伤颌内动脉。据国内学者研究，翼上颌联合的平均高度是 13.15mm，最短为 6.76mm。建议用 10mm 的弯骨凿行翼上颌联合截骨。据国外学者研究，翼上颌联合的平均高度是（15.14±2.46）mm 与（14.6±3.1）mm，建议翼上颌联合截骨高度不要超过硬腭平面上 10mm 以上。另外，在凿断翼上颌联合时，凿子一定要安放在截骨线下方，且稍向下方倾斜，从而避免损伤位于翼腭管内的颌内动脉翼腭段。

2. 意外骨折

最常发生的骨折有两处：①上颌骨腭侧水平板与腭骨之间的骨折；②上颌窦内后壁交汇处上方的骨折。前者是过分小心保护位于上颌窦内后壁交汇处的腭降动脉，而遗留了此处太多的骨连接未予离断，后者则是由于上颌窦外后壁离断不充分而强行下降折断时造成。防止其发生的措施即充分截骨离断。特别是在降下折断时，如觉阻力过大，切勿强行使用暴力，应再次检查截骨线并补充截骨后再行降下折断。

3. 鼻翼基底增宽

由于术区广泛剥离、上移颌骨等多种因素造成鼻翼基底变宽，鼻孔变扁平。为避免此问题出现，上颌缝合前应行双侧鼻翼收拢缝合、上唇改形缝合。

第五节　下颌前突畸形手术治疗

下颌前突畸形的矫治已有近 200 年的历史，从早期的体部截骨以及髁突部位的截骨，到下颌升支部位的截骨，经历了许多学者的完善改进，逐渐发展到今天的几个典型术式就可以矫治各种程度的下颌前突畸形。这几种术式包括下颌升支矢状劈开截骨术、下颌升支垂直截骨术、下颌前部根尖下截

骨术。

一、下颌升支矢状劈开截骨术

下颌升支矢状劈开截骨术是临床应用最广泛的矫正下颌骨畸形的正颌外科手术。其突出的优点是提供了大面积的骨接触面，减少了并发症的发生。双侧下颌升支矢状劈开截骨术可使整个下颌体做各种方向的移动，因此，可以矫正各种下颌骨前突畸形。它是现代正颌外科一项经常应用的重要手术。

（一）临床适应证

适用于矫正各种下颌前突畸形或骨性Ⅲ类错颌畸形。

（二）手术方法及要点

1. 体位

采用仰卧位。

2. 麻醉

在经鼻腔气管插管的全身麻醉下进行，控制性低压麻醉有助于减少出血，黏膜切口区域给予 1/100 000 肾上腺素低浓度局部麻醉。

3. 切口

自口内下颌升支前缘中点（即翼颌韧带中点）稍偏颊侧到第 1 磨牙远中的龈颊沟稍偏颊侧黏膜处，沿外斜线切开黏骨膜，切口长度约为 3cm。上界切口不要超过翼颌韧带中点，避免切断横跨升支前缘走行的颊动静脉而出血，影响手术野及手术操作。切口的位置也不宜过分偏向颊侧或舌侧，否则会造成颊脂垫或咽旁间隙的脂肪外溢，影响手术野及手术操作。

4. 剥离与暴露

剥离喙突根部的颞肌附着，然后用弯形Kocher 钳夹住喙突以暴露上半部手术野，接着使用骨膜剥离器于升支内侧下颌小舌和升支乙状切迹之间行骨膜下剥离，剥离范围以能完成水平骨切口为度，一般宽约 1cm，向后达升支后缘前方的舌侧沟；然后将黏骨膜切口向前下端牵拉，并行升支前缘以及第1、第 2 磨牙颊侧的骨膜下剥离，直达下颌体部下缘。

5. 截骨

下颌升支的矢状劈开术由 3 个截骨线组成，分别为位于升支内侧面下颌小舌上方的水平截骨线、沿着升支前缘的矢状截骨线和位于磨牙颊侧的垂直截骨线。一般先用长裂钻在乙状切迹与下颌小舌之间完成水平截骨线，截开内侧骨皮质，达到骨松质即可，截骨线深度不必太深，可减少手术损伤下颌后区重要血管、神经（颌内动脉、面神经总干）的危险性。使用裂钻或来复锯在内外骨皮质之间完成矢状截骨线，最后使用裂钻或来复锯在第 1、第 2 磨牙部位颊侧骨板处完成垂直截骨线，使各截骨线连接处应无骨皮质相连，充分截开骨皮质以避免劈裂时意外骨折的发生。

6. 劈裂

首先使用薄而锐利的直骨凿，沿截骨线深达松质骨，使皮质骨充分截开，微弯骨凿紧贴外侧骨皮质的内侧走行，先劈开角前区的骨皮质，使这一部分两骨段间的皮质骨连接充分离断，然后先使用一窄刃骨刀插入角前区的骨切口，轻轻转动骨刀，撬开截骨段上缘，检查下齿槽神经血管的情况，在确保神经血管无障碍的情况下，向下方深凿劈，使近远心骨段充分裂开。用同样的方法完成对侧的切口、剥离暴露、截骨和劈开。下颌第 3 磨牙阻生，最好在正畸前或术前 3 个月拔除，未及时拔除的患者如果后移量较大，可以术中一并拔出，避免以后牙体、牙髓治疗时的不便。

7. 固定

双侧下颌升支矢状劈开截骨术的步骤完成后，下颌骨远心骨段根据术前设计后退，使下颌牙列完全就位于颌板中，暂时行颌间结扎，确定髁状突位于颞下颌关节凹内，然后根据设计截除近心骨段重叠多出的皮质骨，使近远心骨段紧密接触。最后使用小型钛板沿外斜线方向坚固固定近远心骨段。

8. 冲洗缝合

用生理盐水冲洗创口，可吸收线严密缝合。颌下穿出留置微创负压引流物装置。

（三）围术期的处理

1. 术前处理

术前做好充分的医患交流，详细了解患者对畸形的心理状态和对手术要求；通过头影预测性描绘的侧面轮廓或计算机预测术后面貌，使患者知道自己术后将获得的面容。用模型外科拼对好的石膏模型使患者了解术后将达到的咬合关系，还须告知患者在术前、术后可能会遇到的问题和不适。如手术须在全麻下进行，需要经鼻腔气管内插管；术前需留置鼻胃管；由于气管内插管，术后会有咽喉部疼痛、鼻黏膜水肿或鼻腔内积血，造成鼻呼吸不畅；颌面部会有一定程度的肿胀，术后数天口鼻腔分泌物可能带有少量血性渗出物；强调术后数周须行颌间结扎，患者要在不能张口的情况下进食和说话。要采取恰当的方式实事求是地向患者及其家属讲明手术中可能出现的并发症，既要使其充分了解，又勿使其过度紧张。向患者交代术后正畸的必要性等，使患者及其家属不但了解手术方案，且有充分的心理准备。

手术患者需做全面认真的体格检查，做好口腔卫生，如洁牙及口腔含漱等，还要拍面部正、侧位及咬合的医学摄影照片。

2. 术后处理

术后当日应在严密监护下观察病情，特别注意保持呼吸道通畅，及时处理口内创口及鼻底可能出现的渗血。术后 2d 内可用冰袋局部冷敷，可有效地减轻术后肿胀。术后给予雾化吸入 3～5d，以减轻呼吸道刺激症状。定时冲洗，保持口腔清洁卫生。术后要加强抗感染治疗，一般静脉用抗生素 5～7d。口内可吸收缝线不用拆线。术后 1 个月拆除颌间结扎与颌板，术后 3 个月拆除唇弓丝。术后 2 个月骨性愈合稳定后，可进行必要的术后正畸治疗，以巩固疗效，获得较理想的咬合与美容效果。

（四）常见并发症的原因及防治

1. 出血

下颌升支矢状劈开截骨术中大出血的主要原因是下齿槽血管、面后静脉以及个别有颌内动脉和颈外动脉的损伤所引起。这些重要知名血管的损伤主要是由于手术操作过程中使用钻、骨凿及牵开器不当而引起。下齿槽血管的损伤在未完全离断的情况下可能引起严重失血，此时应结扎或将其充分离断，一般情况下完全离断的血管可自行收缩而止血。面后静脉以及颌内动脉等其他重要的大血管损伤，可采取填塞以及颈外动脉结扎等方法止血。

2. 下齿槽神经损伤

该神经的损伤多数为暂时性的，可因过分牵引、挤压、术后肿胀导致的局部压迫所引起，出现局部感觉迟钝以致麻木。可根据损伤程度的不同，一般在数天、数周或数月后逐渐恢复，有的则表现为持久性麻木或感觉异常，因此术中尽可能保护下齿槽神经。Tamas 研究发现，约 20% 的患者下颌管与骨外板之间无骨松质，这些患者的下牙槽神经极易受到损伤，可看作矢状劈开截骨术的相对禁忌证。在劈开时一定沿外侧骨皮质内移行，先劈开角前区的骨皮质，使近、远心骨段松动，然后，先使用一窄刃骨刀撬开骨间隙，检查下齿槽神经情况，如发现神经暴露于骨裂内，可剥离保护到舌侧，确保在神经、血管无障碍的情况下，向下深方凿劈，使近、远心骨段充分裂开。

3.骨折

可以发生在近、远心骨段的多个部位。水平、矢状和垂直截骨线的连接处还存在皮质骨桥便开始劈裂，是发生近心段骨折的主要原因。骨皮质过薄，骨凿进入时又过于贴近皮质、松质交界处，也容易发生骨折。注意到这两点，骨折当可避免。若发生了骨折，根据折裂骨段体积的大小做相应的固定处理。

（五）典型病例

1.病例一

女性，22岁，因下颌前突、咬合错乱要求手术治疗，曾接受正畸治疗，排齐上、下颌前牙拥挤。临床检查面部左右基本对称，面部比例不协调，面下1/3较长，静止状态下，上颌唇齿关系尚可。侧面观，上颌鼻翼旁区稍凹陷，上颌骨基本正常，下颌明显前突，颏唇沟浅，颏颈角锐。口内检查开口度、开口型无异常，上、下颌牙弓宽度协调，牙齿排列整齐，上、下颌第1磨牙关系完全近中性关系，下前牙反颌。头影测量结果：SNA81°，SNB88°，ANB7°，Gs-Sn 68mm，Sn-Mes 73mm，Sn-Sts 22mm，Sts-Mes 51mm。诊断为下颌前突畸形。手术方案：双侧下颌升支矢状劈开截骨术，整体后退带牙骨段，并逆向旋转少许与上颌牙建立正常颌。

术后切口一期愈合，无渗出及骨坏死，口内上、下颌咬合关系良好；术后2个月接受正畸治疗，调整个别牙颌干扰并保持已获得的颌关系的稳定。术后随访12个月，口腔各种功能恢复良好，上、下唇部外形良好，颏唇沟及颏部突度等各个结构外形满意。术后1年头影测量结果：SNA81°，SNB78°，ANB3°，Gs-Sn 68mm，Sn-Mes 70mm，Sn-Sts 22mm，Sts-Mes 48mm。

2.病例二

男性，24岁，以上颌后缩，下颌前突畸形入院手术治疗，8个月前在正畸科接受术前正畸，解除牙列拥挤与牙代偿。术前牙列整齐，托槽固位良好。临床检查：颜面部左右对称，上颌鼻翼旁凹陷，鼻唇角稍钝，唇齿关系1mm，上颌中线居中，下颌前突，前牙反颌伴开颌，后牙近中颌关系，颏唇沟浅，下颌中线居中，两侧颞下颌关节无异常。头影测量结果：SNA79°，SNB89°，ANB10°，Gs-Sn 74mm，Sn-Mes 76mm，Sn-Sts 20mm，Sts-Mes 56mm。入院后按上述手术方法，按CBCT测量距离截骨，折断降下骨块后，直视下剥离右上颌窦内占位性病变，术后组织病理学检查证实为上颌窦囊肿。术后咬合关系良好，面形改变明显，无血管及神经损伤。术后头影测量结果：SNA82°，SNB79°，ANB3°，Gs-Sn 74mm，Sn-Mes 73mm，Sn-Sts 24mm，Sts-Mes 49mm。

二、下颌升支垂直截骨术

（一）临床适应证

口内入路下颌升支垂直截骨术也是矫正下颌前突的有效方法，因截骨线方向不易把握、固定不确切等因素，近年使用较少，但对有颞下颌关节症状的患者以及下牙槽神经邻近下颌外侧骨板的患者，仍是良好的选择。

（二）手术方法及要点

1.体位

采用仰卧位。

2.麻醉

在经鼻腔气管插管的全身麻醉下进行，控制性低压麻醉有助于减少出血，局部黏膜切口区域给予1/100 000肾上腺素低浓度局部麻醉。

3.切口

沿下颌升支前缘，上达颌平面水平，下端约在第2磨牙颊侧，切开黏骨膜，切口长约 3cm。

4. 剥离与暴露

骨膜下剥离暴露下颌升支外侧面，上缘暴露乙状切迹，下至下颌角下缘，然后用Shea 拉钩插入升支后缘，保护后缘及颊侧软组织，同时定位垂直截骨线。

5. 截骨

确定下颌支外侧隆突的位置，作为骨切开的起始位置。Shea 拉钩紧贴升支后缘，角形摆动锯紧贴拉钩台阶缘，从下颌升支中部下颌孔水平，距离后缘 5～7mm 处截开升支内外侧骨板，后转动摆动锯向上延伸截骨线至乙状切迹中部，向下延伸至角前切迹。

6. 后退远心骨段

在近、远心骨段之间插入弯形骨凿，撬开近、远心骨段，并用 Kocher 钳固定近心骨段，剥离近心骨段内侧骨膜及部分翼内肌附着，后退远心骨段，使近心骨段重叠于远心骨段的外侧。

7. 固定

下颌骨远心骨段根据术前设计后退，使下颌牙列完全就位于颌板中，暂时行颌间结扎。在近心骨段远中部钻孔，穿入钢丝或可吸收线，牵拉固位近心骨段于下颌后牙区唇弓上。

8. 冲洗缝合

生理盐水冲洗创口，可吸收线严密缝合。颌下穿出留置微创负压引流物装置。

（三）围术期的处理

1. 术前处理

术前做好充分的医患交流，详细了解患者对畸形的心理状态和对手术的要求；通过头影预测性描绘的侧面轮廓或计算机预测术后面貌，使患者知道自己术后将获得的面容；用模型外科拼对好的石膏模型使患者了解术后将达到的咬合关系，还须告知患者在术前、术后可能会遇到的问题和不适，如手术须在全麻下进行，需要经鼻腔气管内插管；术前需留置鼻胃管；颌面部会有一定程度的肿胀；强调术后数周须行颌间结扎，患者要在不能张口的情况下进食和说话。要采取恰当的方式实事求是地向患者及其家属讲明手术中可能出现的并发症，既要使其充分了解，又勿使其过度紧张。向患者交代术后正畸的必要性等，使患者及其家属不但了解手术方案，且有充分的心理准备。

手术患者需做全面、认真的体格检查，做好口腔卫生，如洁牙及口腔含漱等，还要拍面部正、侧位及咬合的医学摄影照片。

2. 术后处理

术后当日应在严密监护下观察病情，特别注意保持呼吸道通畅，及时处理口内创口及鼻底可能出现的渗血。术后 2d 内用冰袋局部冷敷，可有效地减轻术后肿胀。术后雾化吸入 3～5d，减轻呼吸道刺激症状。定时冲洗，保持口腔清洁卫生。术后要加强抗感染治疗，一般静脉用抗生素 5～7d。口内可吸收缝线不用拆线。不同于双侧下颌升支矢状劈开截骨术，术后颌间结扎固定的时间较长，一般需 6～8 周，给患者术后进食与语言方面带来不便。术后 6～8 周解除颌间橡皮圈固定，拆除颌板，开始张口训练。随后进行必要的术后正畸治疗，以巩固疗效，获得较理想的咬合与美容效果。

（四）常见并发症的原因及防治

1. 近心骨段骨折

一般是截骨线失准，向后弯曲，造成髁颈下骨折，或者截骨线不充分，强行撬动造成骨折，所以术中设计准确的截骨线非常重要。截骨线距离升支后缘 5～7mm 是安全可靠的，可以避免损伤下牙槽神经血管束，但事实上精确估计和判断这一距离十分困难。Shea 拉钩紧贴升支后缘，一方面保护后缘及颊侧软组织，同时可以保证截骨方向，使截骨线距离升支后缘的距离保持在 8mm 左右。可以利用 Shea 拉钩在预计骨切开处先做浅的截骨，再探查确定其与后缘的位置关系，确定无误后，深入全层截骨。

2. 出血

多数是截骨过程伤及下颌管附近的下牙槽血管或乙状切迹处的咀嚼肌血管，其实还是与截骨线不当有关。一旦发生出血，采用纱布填塞创口，加压观察。一般来说，受损血管可能自行收缩并无大碍；但如果发生难以控制的动脉性出血，应迅速截开近、远心骨段，分离两骨段间隙，直视下结扎下牙槽血管束，同时用骨蜡填塞下颌孔或下颌管。

（五）典型病例

女性，21岁，因下颌前突伴偏斜要求手术治疗。临床检查面部左右基本不对称，面部上、中、下比例不协调，面下1/3过长，静止状态下，两侧口角高度不一致，下唇偏斜，下颌及颏部左偏。侧面观，上颌位置基本正常，下颌位置前突，颏唇角形态差。开口度、开口型无异常，右侧颞下颌关节张闭口有弹响、疼痛。上、下颌牙弓宽度协调，上颌中线居中，右侧后牙深覆盖，左侧后牙反颌，下颌中线左偏。头影测量结果：SNA82°，SNB84°，ANB2°，Gs-Sn 72mm，Sn-Mes 73mm，Sn-Sts 24mm，Sts-Mes 49mm。诊断为下颌前突伴偏斜。手术方案：右侧下颌升支垂直截骨术，左侧下颌升支矢状劈开截骨术，旋转后退下颌体部，使上、下颌牙正确对位。

术后切口一期愈合，无渗出及骨的坏死，口内上、下颌咬合关系良好；术后2个月接受正畸治疗，调整个别牙颌干扰并保持已获得的颌关系的稳定。术后随访12个月，口腔各种功能恢复良好，上、下唇部外形良好，颏唇沟及颏部突度等各个结构外形满意。术后1年头影测量结果：SNA82°，SNB78°，ANB4°，Gs-Sn 72mm，Sn-Mes 71mm，Sn-Sts 24mm，Sts-Mes 47mm。

三、下颌前部根尖下截骨术

（一）临床适应证

适用于矫正下颌前份牙及牙槽前突，

Spee曲线曲度过大；配合其他手术矫治双颌前突或关闭某些类型的前牙开颌。该手术目前已成为临床上普遍应用的一种辅助术式，很少单独使用。

（二）手术方法及要点

1. 体位

采用仰卧位。

2. 麻醉

单纯下颌前部根尖下截骨术，可采用双侧下齿槽神经和舌神经的传导阻滞麻醉加术区局部浸润麻醉，如同时进行其他的正颌外科手术，应选择经鼻腔插管的全身麻醉。

3. 切口

在两侧下颌前磨牙前庭沟底以上3～5mm的唇黏膜处做水平黏骨膜切口。

4. 剥离与显露

切开黏膜及黏膜下组织，下前牙骨段上保留部分颏唇肌，骨膜下剥离，注意保护颏神经。

5. 截骨

根据术前设计拔除牙齿，用细裂钻在唇侧骨皮质上标记垂直截骨线，截骨线应与两侧牙根方向平行，以免造成邻牙牙根损伤。在下颌尖牙下方5mm左右的位置设计水平截骨线。示指置于截骨部位下颌骨舌侧的相应部位，触压以感觉截骨深度，矢状锯截骨截透唇颊侧骨皮质。将水平截骨线与两侧的垂直截骨线连接起来，充分离断骨性连接，将根尖下牙骨段离断松动。

6. 就位及固定

使牙骨段按技前设计后退或下移，就位于术前预制的颌板中，钢丝结扎骨段固定在下颌唇弓上。使用小型钛板及螺钉坚固固定，一般使用两块钛板即可。治疗轻度开颌时，将根尖下截骨段上移，关闭开颌，在遗留的骨间隙植骨。

7. 缝合

严密止血，用生理盐水冲洗创口，将颏唇肌复位并间断缝合，可吸收线严密缝合。

无须常规放置引流物。

（三）围术期的处理

1. 术前处理

术前做好充分的医患交流，详细了解患者对畸形的心理状态和对手术的要求；通过头影预测性描绘的侧面轮廓或计算机预测术后面貌，使患者知道自己术后将获得的面容。用模型外科拼对好的石膏模型使患者了解术后将达到的咬合关系，还须告知患者在术前、术后可能会遇到的问题和不适。如手术须在全麻下进行，需要经鼻腔气管内插管；术前需留置鼻胃管；颌面部会有一定程度的肿胀。向患者交代术后正畸的必要性等。做好全面、认真的体格检查，做好口腔卫生，如洁牙及口腔含漱等，还要拍面部正、侧位及咬合的医学摄影照片。

2. 术后处理

术后当日应在严密监护下观察病情，特别注意保持呼吸道通畅，观察口底肿胀情况。术后 2d 内可用冰袋局部冷敷，可有效地减轻术后肿胀。术后雾化吸入 3～5d，减轻呼吸道刺激症状。定时冲洗，保持口腔清洁卫生。术后要加强抗感染治疗，一般静脉用抗生素 5～7d，口内可吸收缝线不用拆线。单独的下颌前部根尖下截骨术可不做颌间结扎固定。2 个月后进行必要的术后正畸治疗，以关闭裂隙，巩固疗效，获得较理想的咬合与美容效果。

（四）常见并发症的原因及防治

1. 骨段坏死及骨愈合障碍

多由于手术中操作不当，造成软组织严重损伤撕裂、软组织营养蒂与牙骨段剥脱分离所致。由于截开后的牙骨段完全由舌侧黏骨膜维持血供，因此无论使用钻、锯还是骨凿，术者另一示指应放在与其相对的舌侧黏膜上，防止舌侧黏骨膜的意外穿破。

2. 牙根损伤

术前应仔细观察 X 线片，以了解截骨线两侧牙根的方向和牙根间间隙的大小，术中需在骨面上观察牙根的形态与走行方向，垂直截骨线应平行于牙根的走行方向，水平截骨应在尖牙根尖下 5mm 左右位置。

（五）典型病例

女性，21 岁，因下颌前突、咬合错乱要求手术治疗。该患者曾接受正畸治疗，排齐上、下颌前牙拥挤。临床检查面部左右基本对称，面部比例不协调，面下 1/3 较长，静止状态下，上颌唇齿关系尚可。侧面观，上颌骨为主基本正常，下颌明显前突，颏唇沟浅，颏稍后缩。口内检查开口度、开口型无异常，上、下颌牙弓宽度协调，牙齿排列整齐，上、下颌第 1 磨牙关系为中性关系。下前牙反𬌗。头影测量结果：SNA81°，SNB83°，ANB2°，Gs-Sn 67mm，Sn-Mes 72mm，Sn-Sts 23mm，Sts-Mes 49mm。诊断为下颌前突，颏后缩畸形。手术方案：下颌前部根尖下截骨术，双侧下颌第 1 前磨牙拔除，后退带牙骨段，与上颌牙建立正常𬌗，水平截骨颏成形术前移颏部 6mm。

术后切口一期愈合，无渗出及骨的坏死，口内上、下颌咬合关系良好；术后 2 个月接受正畸治疗，调整个别牙𬌗干扰并保持已获得的𬌗关系的稳定。术后随访 12 个月，口腔各种功能恢复良好，上、下唇部外形良好，颏唇沟及颏部突度等各个结构外形满意。术后 1 年头影测量结果：SNA81°，SNB80°，ANB1°，Gs-Sn 67mm，Sn-Mes 70mm，Sn-Sts 23mm，Sts-Mes 47mm。

第六节　双颌前突畸形手术治疗

治疗双颌前突畸形最简单的方法是拔除双侧第 1 前磨牙，行上、下颌前部截骨后退上、下前牙骨段并同时上移上前牙骨段，下移下前牙骨段。有些患者需同期行颏部前

移成形术，以取得良好的面型。上颌 LeFort
Ⅰ型截骨折断降下视野清楚，操作方便，辅
助前部分块截骨后退，牙骨段更容易移至预
想的位置，而且可以调整上、下牙弓的宽窄，
下颌采用前部根尖下截骨术后退。该术式在
一些医院使用比较广泛。

一、临床适应证

患者侧面观表现为明显的双颌前突，成
年患者且仅正畸矫治疗效不佳者、要求改善
面形明显者、SNA 角与 SNB 角明显大于正
常值者，可以采用正颌外科手术的方法矫
治。具体参照上颌前部截骨术与上颌 LeFort
Ⅰ型截骨术及下颌前部根尖下截骨术的适
应证。

在口腔正畸学领域中，通过减数拔牙、
后退前牙来治疗双颌前突。这种治疗主要适
用于牙弓轻微前突或颌骨轻度前突，颏唇部
软组织外形改变要求较少的患者。单纯正畸
治疗对改善软组织面形有一定的局限性。对
于牙性前突过大的双颌前突患者，可采用正
畸正颌联合治疗，既要改变颌骨的前突畸
形，又应通过前牙的转距作用改变前牙倾斜
度过大的问题。

二、手术方法

具体的手术方法有上颌前部截骨术、上
颌 LeFortⅠ型截骨术、下颌升支矢状劈开截
骨术、下颌升支垂直截骨术及下颌前部根尖
下截骨术等。

三、围术期的处理

上颌前部截骨后退上移骨段时，常会出
现的一个问题是尖牙常远离颌平面，可以采
用术后正畸的方法使尖牙下降与颌平面
协调。

如果单纯用拔除双侧第 1 前磨牙，上、
下颌前部截骨后退的方法矫治双颌前突，由
于手术未累及后牙，术后可以做短期的颌间
结扎，对进食功能影响较少。

四、常见并发症的原因及防治

（一）牙齿失去活性

进行前份截骨或分块截骨时，截骨区接
近牙根，切断了供应牙髓的血管，致使牙髓
失去活性。由于尖牙牙根最长，尖牙牙根受
损伤的概率最大，所以根尖下截骨一般要距
离根尖下＞5mm。一般牙齿在术后 6 个月会
恢复对刺激的反应；也有一部分牙齿虽然没
有神经支配，但仍然是活髓，不必做牙体牙
髓治疗。

（二）牙根与牙槽骨粘连

进行前份截骨或分块截骨时，垂直骨切
开线距离牙根过近，波及牙根周膜，可以导
致牙根与牙槽骨粘连，致使后续的正畸移动
牙齿困难。

（三）并发症原因

不同的截骨手术并发症原因及防治详
见第四、五节。

五、典型病例

女性，23 岁，因双颌前突、开唇露齿要
求手术治疗。临床检查面部左右基本对称，
面部上中下比例尚协调。上、下颌位置前突，
颏略显后缩，颏唇角形态差，开口度、开口
型无异常，上、下颌牙弓宽度协调，上、下
颌第 1 磨牙关系基本中性关系。上、下颌前
牙牙轴唇倾。头影测量结果：SNA84°，
SNB82°，ANB2°，Gs-Sn 70mm，Sn-Mes
69mm，Sn-Sts 24mm，Sts-Mes 45mm。诊断
为双颌前突畸形。手术方案：上颌骨前部截
骨术，上颌双侧第 1 前磨牙拔除术，截骨块
水平向后退 4mm，垂直向高度减少 1.5mm，
立轴关闭拔牙间隙。拔除双侧下颌第 1 前磨
牙，后退前牙骨段，关闭拔牙间隙。

术后伤口一期愈合，无渗出及骨的坏
死，咬合关系达到模型外科设计要求，前牙
覆𬌗覆盖关系良好，术后 2 个月接受正畸治
疗，关闭两侧尖牙与第 2 前磨牙间的间隙，

调整上、下颌尖牙对位关系并保持已获得的颌关系的稳定。术后随访 13 个月，患者面容及咬合关系改善明显，鼻唇角、颏唇沟及上下唇突度比例协调满意。头影测量结果：SNA81°，SNB78°，ANB3°，Gs-Sn 70mm，Sn-Mes 70mm，Sn-Sts 24mm，Sts-Mes 46mm。

第五章
下颌角肥大的整形治疗

第一节 面下部美学分析和术式选择

一、引言

面下 1/3 的宽度取决于下颌骨本身的宽度，它由肌肉和皮下脂肪组织包裹。一般来说，亚洲人下颌角部突出的原因是骨性下颌角向外突出，而不是由于咬肌肥大等软组织因素。人类学的研究显示，不同种族之间面部测量数据有着显著的差异；一个区别是，韩国人相比高加索人，往往具有更发达的面下部。此外，白种人女性的平均下颌角间距为105～109mm，而韩国女性为118～125mm。由于韩国人角间距较宽和下颌角外翻，为了使面下部轮廓变得修长柔和而常常经历下颌骨缩减手术，而白种人更愿意做下颌骨加宽手术以加强下颌轮廓线。自从 1989 年 Baek 报道针对亚洲人的经口内入路下颌角缩小术，迄今已发展出多种手术技术，从传统的下颌角截骨术到"V-line 手术"（图5.1）。

在技术完善的基础上，为了达到令人满意的美学效果，为每种手术技术制订适当的手术适应证势在必行。分析个体的整个面部应该从透彻理解面下部脸型开始。作者根据颏的形状对面下部进行分型，这有助于确定临床治疗方案。

二、患者的咨询和评估

（一）选择患者与咨询

我们所做的下颌骨轮廓整形手术主要分为两种类型：

（1）单纯的角部分切除。

（2）V-line 手术，包括颏缩窄成形术结合下颌骨下缘切除术。

这两类手术都可以结合外侧骨皮质矢状切除。对于仅有下颌角突出的患者，建议采用简单的角部分切除术，但在大多数情况下，更需要 V-line 手术以改变整体外形。

在手术前，手术医生必须仔细地评估，并清楚地了解患者要求手术的原因，因为患者可能会一时心血来潮，匆忙地咨询整形外科医生，冲动地决定进行手术，特别是当患者遇到已经做过手术的人时更是这样。然

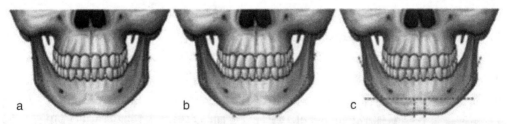

图 5.1 下颌骨缩小术的演变。随着人们对瘦小脸型的向往日益强烈，下颌骨轮廓缩小术已经从简单的下颌角部分切除（a）演变为全下颌骨轮廓塑形术（b），以至最近的 V-line 手术（c），不仅缩窄下颌骨的宽度和重塑下颌轮廓线，而且采用了缩小颏的体积和控制其位置的方法，以实现修长和椭圆的下颌形状。

而，她或他的期望值可能比实际结果高得多，因此他们不是理想的手术适应证患者。例如，面部软组织肥厚的患者，尽管下颌骨缩减很成功，但手术结果可能低于预期。

因此，要详细地评估和讨论患者的愿望，使该患者能够预先知道我们所能期望达到的结果。此外，皮肤质量，如弹性、皮下脂肪、颊部脂肪等情况，对手术结果的预测都是非常重要的。术前需要做血液化验、尿液分析、心脏检查、胸部X线片，并与麻醉医生会诊。还要注意和讨论患者正在服用的药物是否会影响手术。

（二）患者评估

1. 诊断

患者的情况很容易通过临床和放射学检查做出诊断。应评估下颌前突、不对称性和咬肌肥大的轻重程度，以及皮下脂肪量的多少。可以通过咬紧牙和放松状态触诊来确定咬肌肥大的程度。骨性肥大，主要在下颌角周围，用放射检查来确定。2/3的病例显示轻到中度角间距离增加，这是由下颌角外翻引起的，其余1/3的病例则显示整个下颌骨肥大，加重了整个面下部的方形轮廓。还应考虑到面部侧面形状和颏的高度，以及肌肉和脂肪等软组织的状况。

2. 评价

我们常规取得患者的照片和X线检查资料，X线检查包括全景、头颅侧位、后前位片和三维CT影像。照片使用标准化技术拍照，包括正面、侧面、斜位、仰面和头顶视图，对于详细的美学分析和准确的术前规划，这些都是必要的。为精确计划手术和预防术后不对称，要认真进行照片和X线影像的三维分析，X线影像包括冠状位、矢状位和横断位X线片。检查面部形状、对称性以及理解面部整体平衡都必不可少。引人注目的美貌一般都有一定的面部比例和关系；要想准确诊断并制订最佳治疗方案，就必须透彻分析这些比例和关系。

（1）冠状面：利用头颅后前位片和三维CT，可以检查下颌角突出或外翻程度、下颌体部对称性和凸度、颏部偏斜情况和形状。虽然头颅后前位片有助于分析骨骼横向差异和不对称性，但是它的缺点是在拍片时很难精确地摆正头位。然而，随着可靠的垂直基线［垂直线起自鸡冠（Cg），经过鼻前脊（ANS），到颏的连线］和水平参考线［Z平面，ZA平面，J平面，连接左、右角前切迹Ag线，平行于Z平面的颏下点线］的应用，就可以评估各横线间的平行度和面部结构的对称度了。首先，为了分析面部垂直比例，将面部长度（发际中点-颏下点）分为3个部分：面上部（发际中点-眉间）、面中部（眉间-鼻下）和面下部（鼻下-颏下点）。亚洲女性的理想比例是1∶1∶（0.8～1），但近来，理想的面下部长度有缩短的趋势，为1∶1∶0.8。对面下部分析，上唇长度（从鼻下点到口点）和颏长度（从口点至颏下点）的比值通常是1∶2。然而，当上唇长度（鼻下-口点）超出了正常范围（20±2）mm时，医生很难按上述比例实施手术，这就需要通过详尽的术前咨询来确认患者的需求。在水平方向上，面高度（发迹至颏下点，TR-Me）与颧骨间宽度（ZA-ZA）之比是1.3∶1（女）、1.35∶1（男）。理想的下颌角间宽度则应减少到颧骨宽度的70%。

通过检查下齿槽神经的走行，以确定能够缩窄的量、不对称切除的量（根据不对称度）、下颌角和下颌缘切除的量。全景片有助于确定下颌角和下颌体部的截骨量，以及截骨线的位置。

（2）矢状面：通过头颅侧位片，可以观察分析面部垂直比例、下颌角形态、下颌平面与蝶鞍鼻根连线的角度（MP-SN角）和颏在垂直和前后方向的位置。理想下颌角的角度在105°～115°，下颌平面与蝶鞍鼻点连线

（MP-SN）的夹角为 30°～40°。通过测量和了解面上、中部的精确平衡，可以决定下颌骨切除、加长、在垂直或水平方向上前移或后退的量。通过 Ricketts 线确定颏前点的前后位置。

（3）水平面：三维 CT 颏顶位可用于观察下颌骨的横向形状、下颌角张开度和下颌体部的凸度，也可以确认颏中线的位置，这在施行 T 形截骨时有助于确定颏中线移位的方向和距离。对下颌角内翻、下颌体部横向凸出的病例，做下颌体部骨外板矢状切除就会更有效地减小下颌骨的宽度（图 5.2）。

三、手术计划需要考虑的问题

（一）颏

"颏"一词指的是该处骨骼和其包被的软组织，颏是面下部形态的重要组成部分，做面下部轮廓整形手术应对此予以充分注意。在有些患者，单是切除下颌角和下颌缘并不能使面部显得修长，其主要原因是颏部宽且平坦，以及面下部的 U 形形态。因此，除了下颌骨切除，想要塑造一张柔美的脸，必须缩小颏的宽度，并且改变其形状和位置；颏中央切除、前移或后缩的量应根据颏的宽度因人而异。最关键的是确定颏的位置，这要在面诊患者时，观察考虑静止和张嘴笑时面下部形态的变化。

（二）上、下颌骨关系异常

应该了解清楚上、下颌骨的关系，因为并不是所有患者都有正常的颌间关系。下颌前突呈Ⅲ类咬合或下颌相对发育不足呈Ⅱ类咬合的患者，可能需要正颌手术来矫正咬合畸形。如果没有矫正Ⅱ类或Ⅲ类咬合畸形而做下颌轮廓整形术，就应考虑某些情况，以免加重原有的咬合畸形。对下颌前突表现为Ⅲ类咬合关系的患者，如果在下颌缩小术中角部切除过多，原本长的下颌轮廓线就会更加明显。因此，角部切除就要保守一些，并适当做下颌骨外板矢状磨削，以减轻下颌突出的外观。对于长脸畸形，应采取有限的下颌角切除，以防止加重陡峭的下颌平面。相反，我们需要注重减少下颌前部的垂直高度。对于下颌平面陡峭的患者，首选小 V-line 手术，不切除下颌角，而不是 V-line 手术切除下颌下缘和下颌角。对于下颌后缩Ⅱ类咬合的患者，下颌角过度切除会造成面颈界限模糊不清。所以，推荐做保守的下颌骨切除和最大限度的下颌体部矢状磨削，并联合颏前突成形术。

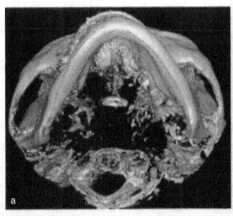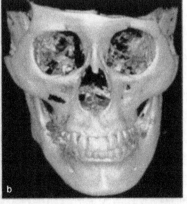

图 5.2 横向平面分析：颏顶位观。由此位置观察，可以对下颌角的外翻程度和下颌骨凸度有一个全面的评估，从而可以确定下颌骨外板矢状切除的确切部位和量。从这个角度还可以很容易地辨认颏中线，有助于不对称的诊断。此病例计划对左侧下颌骨体部做较多的矢状切除。

（二）不对称

分析面部不对称性应考虑牙齿咬合和面部整体结构。如果发现照片和X线片表现不一致，就要特别注意。如果面部不对称是由于骨骼的原因，那么就要评估不对称的范围和程度。如果存在由于上颌骨两侧垂直高度不同引起的偏斜，就要让患者充分理解下颌骨轮廓整形手术对于改善这种偏斜的局限性。面部不对称要弄清楚是完全由下颌骨不对称性改变引起，还是由整个面部包括上颌不对称造成的。为此，还要评估鼻尖和正中联合与正中矢状面，上、下切牙中线之间的关系，下切牙中线与骨正中联合的关系，以及两侧下颌角轮廓相对于正中矢状面的对称性。两侧下颌骨下缘差异化切除和精细的三维磨削可以改善轻至中度下颌骨不对称。最常见的是仅限于颏相对于面部的不对称。对于颏偏向一侧的患者，下颌骨缩减后会使颏不对称更加明显，需要同时行颏水平截骨术和横向移位术。

（三）软组织因素

肥大的咬肌是决定脸宽度的一个重要因素，应予以纠正。一般说来，单是把咬肌从下颌骨附着处剥离就能减少肌肉的体积，不推荐再加肌肉切除。在严重咬肌肥大的情况下，可以注射肉毒毒素或切除咬肌内侧部分，但是需要注意这会增加肿胀、神经损伤或肌肉碎屑坏死发炎的风险。至于皮肤和皮下脂肪组织，如果患者的皮肤薄而平滑、皮下脂肪少，骨骼手术后的变化就明显，软组织下垂的概率也小，这类患者最适合做下颌骨轮廓整形手术。如果患者软组织肥厚或皮肤厚，软组织下垂的风险会很高，应告知患者有面颊软组织松垂（下颌轮廓线不平滑）的可能性，并可能需要做适当的辅助措施，包括脂肪抽吸或软组织提升。如果患者颧颊脂垫厚，颧骨体应稍微矫枉过正，以避免矫正不足。若颊部脂肪过多则可联合行颊脂垫切除术。

根据患者的年龄和皮肤弹性检查，若有皮肤和软组织下垂则需要做提升手术。皮肤和软组织下垂的高危因素有：

（1）年龄超过40岁。

（2）面颊脂肪肥厚。

（3）皮肤薄并松弛。

（4）Ⅱ类咬合或颈颌界限不分明。

（四）种族与文化背景差异

理想的脸型可能会因个人喜好以及种族或文化背景而有所不同。特别是在咨询不同国家或民族的患者时，应注意仔细了解他们认为理想的或渴望的脸型。

第二节　下颌角肥大的诊断

一、面部美学评估

下颌角肥大目前尚无统一的诊断标准，但在下颌角是否肥大的衡量标准上，采用面上部与面中部比值、面下部与面中部比值以及面上部与面下部的比值来诊断下颌角是否肥大，是学者们在临床上一致采用的方法（图 5.3）。笔者通过 500 余例临床面部形态统计结果发现：X线片中颧骨间最大间距（颧骨间距）与颞骨嵴基部宽度（颞嵴间距）之比为 1∶0.69～1∶0.71，颧骨间距与下颌角间距为 1∶0.68～1∶0.72，颞嵴间距与下颌角间距比为 0.96∶1。

张海钟等分析了中国美貌女性人群颅面骨结构的比例协调的因素，研究结果表明：美貌女性面下部与面中部宽度之比值的平均数为 0.678，而下颌角度平均值为 116.16°。同普通人的测量结果相比，美貌者的下颌角更加开阔，其下颌角点通常在口裂水平之上，这样侧面观下颌角的弧线圆滑而优美；其面下部宽度相对面中部宽度而言显得狭窄而长，颧弓较窄，颧骨较低平。前鼻棘到上颌中切牙切缘距离与下颌中切牙切缘到颏下点的距离的比值均数为 0.625，接近黄金分割 0.618，显示美貌女性下颏长而饱满，并向前微翘（图 5.4）。

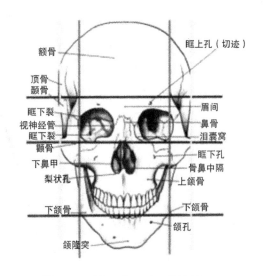

图 5.3　面上、中、下三份比例。

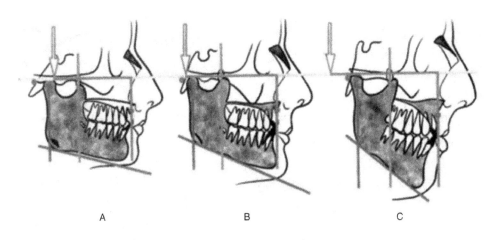

图 5.4　下颌角角度（正常为 110°～120°）。A. 角度过小（<110°）。B. 正常下颌角（110°～120°）。C. 角度过大（>125°）。

二、诊断

目前对下颌角肥大尚缺乏统一的诊断标准。王侠等对下颌角 X 线侧位片做过统计，认为角度＜110°即可诊断。陶宏炜等认为，正位相下颌角宽度等于或大于颧骨宽度即可诊断。胡静等根据下颌角肥大的 X 线片认为主要包括：

（1）下颌角部肥大。

（2）下颌平面角（MP2FH 夹角）小于正常值。

（3）在侧位 X 线片上，下颌角开张度变小。

（4）面下 1/3 高度过短。

（5）非对称性改变。廖进民等认为，110°为理想的下颌角角度，且髁突间宽、下颌角间宽、下颌支宽度和下颌支高度对下面部的轮廓具有重要的影响。周智等认为，在描述下颌角肥大时必须同时结合下颌间距、头面比例、面中比例等，才能做出综合判断。面颌宽比（面中宽/下颌宽）男女相对集中在1：1.33左右，因此，面颌宽比可作为男女下颌角肥大通用的诊断标准之一。张余光等测得正常女性下颌角的角度为120°±5.9°，乳突下颌角高度与下面高度比值为1：（2.00±0.30）。硬组织正位片测量，双下颌角间距与双颧间距比值为1：（1.30±0.14）。李慧超等对102例下颌角肥大患者进行三维CT测量，提出以下诊断标准：

（1）下颌角间距与全面高比值＞0.8。

（2）下颌角角度＜120°。

（3）∠GoMeGo（下颌角点-颏下点-下颌角点）＞65°。

（4）下颌角间距＞95mm。

（5）下颌骨升支长度＞57mm。

（6）下颌骨体部长度＞82mm，Ⅶ角区的最大宽度＞35mm。将三维测量上具备第一条标准并符合其他任意两条标准者定义为下颌角肥大。可见，对下颌角肥大的描述和诊断，经历了从单纯关注下颌角到包括下颌升支、下颌骨体、下颌间距等整个下颌骨，从二维到三维不断完善的过程。

下颌角肥大多为双侧同时发生，可以双侧不等大。但也有少数案例仅为一侧下颌角肥大，在此类案例中，往往伴有对侧的颧骨颧弓肥大，在临床诊断下颌角肥大时要予以注意。

咬肌肥大在临床上也比较常见，但在对咬肌肥大的诊断方面尚无临床标准。

咬肌是完成咀嚼功能的肌肉，起于颧弓下缘向后，下止于下颌支与下颌角外侧面的咬肌粗隆。咬肌可分为3～4层。浅层咬肌起点以腱性部分为主，止点以肌性部分为主，而深层则相反，起点以肌性组织为主，止点以腱性组织为主，此解剖学特点在临床上治疗咬肌肥大时有一定的参考意义。如手术切除时就应根据效果需要切除浅层咬肌对面部轮廓的效果影响比切除深层要明显，如用注射肉毒素的方法瘦咬肌，在注射时则要注意在下部注射时要浅一些，而对咬肌上部注射则相对进针要深一些，才可以获得更佳的效果。

对于咬肌肥大的诊断无特异性方法，主要是通过以下几个方面来判断是否有咬肌肥大：

（1）咬肌肥大者均伴有面下部较宽，下颌角肥大，面形呈方形或梯形。

（2）静止状态下面下部比较丰满，面部最宽点位于腮腺区前缘。当闭嘴咬合时可见耳垂前方，腮腺前缘有肌性隆起。

（3）触摸下颌角咬肌部位，令受检者咬牙时咬肌收缩，可明显感觉咬肌范围增大，厚度增加。

（4）X线片显示下颌角有肥大。

（5）B型超声可以确定咬肌的范围及厚度均比正常者有明显增加。

第三节　下颌角截骨手术前准备

一、病史采集

病史是任何疾病正确诊断的关键环节，应尽量全面准确地收集宝贵的第一手资料。

（1）一般情况，如姓名、性别、年龄、种族、籍贯、职业、永久通信地址等。

（2）主诉症状，现病史的发生发展，有无治疗史，以往健康状况。

（3）家族史、个人史、遗传病史等情况。女性应询问月经史及末次月经时间。

二、全身检查

（1）一般情况。

（2）生命体征。

（3）神态、精神状况、有无智力障碍。

（4）头颈、躯干、四肢发育情况，各脏器物理检查有无异常，会阴、生殖器检查情况等。

三、专科情况检查

根据病史详尽检查颅面发育及有无畸形情况，准确记录畸形的发生部位、范围及严重程度，对面形精确测量并记录测量结果，尽量确切地绘出示意图，面上部宽以眉弓外侧与颞骨嵴交界处为基准点，中面部以颧弓最外侧突出点（颧点）为基准，下面部以下颌角顶点为基准点。

四、X线头影测量检查

主要摄取头颅侧位和正位片及下颌骨全景片，要求严格定位，咬合处于正中靠拢位自然状态，曝光条件要掌握好，要求既能清晰显示骨组织，也能显示出软组织结构轮廓。X线片上至头顶，下至颏尖要全部显示，片位要端正。在全景片上标出咬合平面水平线、下颌升支前缘垂直线、水平线与升支后缘交点、垂直线与下颌下缘交点，以此标出下颌角截骨的安全三角区。

五、常规化验检查

血常规、出凝血时间、凝血酶原时间、尿常规、肝功能、肾功能、心电图、超声检查等。

六、与受术者的沟通

（1）了解手术目的及要求。

（2）详尽地介绍手术方法、过程、预期效果以及可能出现的并发症及预后。

（3）术前受术者的准备及要求。

（4）术后注意事项。

（5）签署手术同意书。

第四节　治疗原则与要求

一、治疗原则

（1）面部轮廓的整形美容手术是以美为目的，要在保证功能不受影响的前提下实施，要达到美与功能的统一。

（2）手术操作要与术前设计相一致，手术要与设计或模型模拟外科一致，要求定位精确、截骨线整齐、对位后骨面平滑。

（3）显露要充分，但注意避免暴牵拉，剥离过程中要注意保护血管、神经勿受损伤。

（4）保证浮动骨瓣的血液供应及附着在其表面的软组织血运。

（5）动作轻柔，固定准确、可靠、有效。

（6）严格无菌操作。

二、治疗要求

（1）要求术者详尽掌握病情，了解患者的要求，做好解释及思想工作，使患者对手术有较全面的了解，以取得患者及其家属术前、术后的配合。

（2）制订较完善的治疗计划，确定手术时机，女性手术应避开月经期。

第五节　手术方法分类

一、按手术方式

（一）截骨法

即用微型锯将肥大的下颌角完整截断取出。

（二）磨骨法

用铣钻、爪形钻、骨锉等将肥大的下颌角磨除或锉平。

（三）外板劈除法

用骨凿、骨锯等器械将肥大的下颌角以及宽大的下颌体骨外板部分切除。

（四）截骨、磨骨及外板劈除联合应用

多用于下颌角肥大较严重者。

二、按手术入路

（一）口内入路

切口选在口内颊龈沟内。

（二）口外入路

切口选择在下颌缘前端或后端。

（三）口内口外结合入路

口内颊龈沟切口，结合口外下颌缘切口，此法截骨锯自口外切口进入距离较近，截骨线与锯片平行，便于截骨操作。

（四）耳后切口入路

耳后皮瓣翻开或耳后颅耳沟入路。

三、按截骨线

（一）弧线截骨

将截骨线设计为自然圆滑的弧线。

（二）多直线截骨

用来复锯多条直线将下颌角分段截除。

（三）L形截骨线截骨

将截骨后下颌角角度截为120°左右，L形长臂截骨线位于下颌骨下缘部，短臂位于升支后缘部。

第六节　下颌角截骨的定位设计

一、X线全景片的定位测量

本着安全三角定位方法确定截骨线，设计时注意截骨线应在距下齿槽神经管下方5mm以上，过近可造成骨锯对下齿槽神经的直接损伤。另外，锯片截骨时局部产生的高热亦可造成对下齿槽神经的热损伤。

二、体表定位

在下颌角局部标记出下颌升支后缘、下颌角及下颌下缘位置，并标记出颏孔的位置，以上石弘安全三角定位法标记出咬合平面水平线a，升支前缘垂线b，及两线分别与下颌升支后缘交点、下颌下缘交点的连线c，此即为下颌角截骨安全三角。在c线的基础上，沿c线的下方设计出一条弧形截骨线。

第七节　下颌角截骨麻醉

由于下颌角截骨手术部位大多位于口腔内部且手术位置较深，视野不甚开阔，手术时间相对较长，有时手术区出血较多，所以术中的麻醉选择尤为重要，对麻醉及监护的要求也比较高。为了下颌角手术的安全，要求在全身麻醉下施行手术。由于手术切口在口腔内，所以要求全麻时最好选择经鼻插管全麻。这就要求麻醉师技术比较熟练、经验丰富。

一、麻醉评估

（1）了解是否有嗜烟、嗜酒史，有无麻醉史及药物过敏情况，有无神经、精神及心理障碍等病史。

（2）体格检查了解心肺功能情况，了解血压情况，排除肺部慢性疾病及心脏疾病。

（3）了解口腔是否有义齿、鼻甲有无肥大及上呼吸道有无炎症，检查是否有张口困难、鼻腔通气通畅与否。

（4）精神紧张者给予一定的镇静药。

二、经鼻插管全身麻醉

（一）麻醉诱导

静脉给予镇静药、镇痛药、催眠药、肌松药。

（二）经鼻腔气管插管

（1）插管前用呋喃西林麻黄碱滴鼻液滴鼻以利于鼻腔血管收缩，减少因插管造成鼻黏膜损伤而出血。咽腔内给予丁卡因喷雾麻醉以减轻插管时的反应。

（2）选用带钢丝的硅胶气管导管经一侧鼻腔缓缓插入至咽部，在口腔内气管镜的视测引导下插入气管。

（三）检查

插管确实在气管内后，用丝线缝合结扎固定于鼻孔基底部，或用长条胶布固定于两侧面颊部。

（四）麻醉

选用静脉、吸入复合或全静脉麻醉。

三、麻醉监护

（一）呼吸监护

维持呼吸平稳，通道通畅，呼吸频率 8～10 次/分，机械通气输气量 8～10mL/kg，气道压力 7.7～14.5mmHg，血氧饱和度在 95% 以上。

（二）循环功能监护

心电监护，心率平稳、血压正常、无心律失常。

（三）尿量监测

一般术中尿量不低于每小时 0.5～1mL/kg。

四、对手术失血量及输液量的监护

手术中失血量超过 500mL 时建议输血，如失血超过 800mL 时建议停止手术进行抗休克处理。输液速度要适当，并根据血压及尿量情况及时给予调整。

第八节 下颌角截骨术后处理

一、术毕放置负压引流管

术后持续负压吸引 24h 以上，如引流量较多时，负压引流可维持 2～3d 后拔除。

二、术后局部适当加压包扎

如渗血较多时，外层可敷以弹性绷带包扎 4～6h。弹性绷带不可过紧，亦不可持续应用超过 6h，否则可能造成额部或下颌缘部的压伤。

三、术后佩戴弹性颌托

术后 3d 解除包扎，佩戴弹性颌托 2～3 周（图 5.5）。

四、预防水肿

术后局部水肿可给予地塞米松预防。

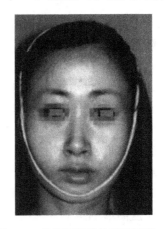

图 5.5 术后佩戴弹性颌托固定。

五、术后预防感染

术后常规应用抗生素 3～5d。做好口腔清洁护理。

六、术后饮食

术后 3d 内进食无渣流质食物。

第九节 并发症及其防治

一、意外骨折

意外骨折是下颌角截骨术较常见的一种并发症。在行下颌角截除时，由于截骨线设计失误或在骨切开不完全，尤其在升支后缘处还有骨皮质相连时，就用骨刀强行离断下颌角，会造成截骨线不从升支后缘而从相对薄弱的乙状切迹处断开。因此，应特别注意下颌角后方截骨线的走向，务必将升支后缘的骨质完全切开后再用骨刀离断下颌角，使用骨刀时也不要使用暴力。由于下颌角后上方升支后缘骨质厚实，可先用来复锯或裂钻在升支后缘预计骨切口，然后再用摆动锯沿此切口向前下切至下颌角的前方下颌下缘。这样的操作方法使得凿骨时容易从此骨切口断开，而不会造成乙状切迹处的意外骨折。

当下颌角截断后，用 Kocher 钳夹持住切开的骨块，同时用手触摸耳屏前髁突，轻轻摇动截下的下颌角，感觉髁突活动度。如果髁突随下颌角骨块一起活动，说明发生了意外骨折。如果出现这种情况，切忌摘除切开的下颌角骨段，否则将连同髁状突一并摘除，造成严重后果。这时应仔细探明下颌角后上方原截开线的位置，用来复锯或摆动锯，彻底离断此处的骨连接后，再将下颌角去除。对怀疑有意外骨折者，处理措施是在上颌牙列上栓结牙弓夹板，从术后第 1～2d 开始用橡皮圈牵引固定 4～5 周即可。在口内狭窄手术野中实施骨间固定，不仅操作困难，而且可能使髁状突移位。

二、术中意外出血与术后血肿形成

下颌角截骨成形术不慎损伤大血管才会发生意外出血。口内黏膜切口位置过高，可能切断颊动、静脉，这时应予以结扎或电凝止血。在截骨时，如果切骨线位置过高伤及下颌管内的下牙槽神经血管束，可以引起较严重的出血。因此，在设计截骨线时应注意避开下颌管，不可截除下颌角过多。另外，器械损伤延升支后缘走行的面后静脉也可能造成较明显的静脉性出血，此区域的手术操作应在骨膜下进行。术后加压包扎也是防止伤口渗血和血肿形成的有效措施。术中损伤下颌角后行的下颌后静脉或者下颌体部前行的面动脉会引起大出血，导致遮盖手术视野的情况，在这种情况下首先通过已经剥离的空间，用纱布迅速压迫出血部位，外部用手压迫下颌防止继续出血，然后再仔细寻找相应的对策。用手压迫之后经结扎可以阻止面动脉的出血，虽然下颌后静脉血管的直径大，但是血管壁薄，所以术中不容易直接找到出血点进行结扎止血，如果压迫时间持续 30min 后不再出血，尽量迅速结束手术，然后压迫包扎伤口。如果压迫 30min 以后仍然无法彻底止血，在用纱布压迫出血部位的情况下关闭伤口，进行伤口压迫包扎，过 1～2d 再完成手术。最坏的情况下可以用血管造

影技术及选择性栓塞技术进行彻底止血，但实际上这种情况较少见。如果行皮质截骨术或长曲线截骨术时，切面太靠近下牙槽神经，则容易损伤下牙槽动脉，进而引起出血，行长曲线截骨术时，应与神经保持一定的距离进行切口设计，皮质截骨时在直接目视外侧皮质内侧面的情况下谨慎切断才能减少出血的风险。术中一旦出现骨渗血，先用纱布压迫止血，再进行其他操作。在缝合皮肤之前用氧化纤维素等止血材料覆盖骨渗血处后再压迫包扎伤口，此时大部分出血均可以有效止住。手术部位入口，即口腔黏膜的切口区出血的情况下，术中不容易被发现，但术后发现伤口持续出血，用电凝止血可以防止出血风险。如果术中发现出血，与术前局部麻醉的方法一样，用 1/100 000 肾上腺素和 1% 利多卡因的混合液 10mL 左右在切开部位附近注射，再压迫出血部位后等一段时间，1～2h 后如果不再出血，隔 1～2h 再密切观察患者。如果出血无法止住，则果断进行全身麻醉后打开伤口重新确认止血。如果术后面部或颈部软组织因血肿引起肿胀的现象，则不能怠慢，应密切观察病情的变化。适当进行加压包扎的情况下一般不会引起持续出血，但是假如持续出血进而压迫颈部，会导致压迫气管，引起致命的后果，所以一旦判断血肿扩大，应果断打开伤口进行止血，或者用纱布压迫等止血措施。

在下颌角截除后，有时候需要对截骨断端与边缘进行打磨修整。在咬肌稍前方的下颌下缘处有面动脉经过，当用球钻进行骨创缘修整时，最好用大骨膜剥离器将钻头与其表面软组织隔开，以免伤及此血管。选择电动骨锉进行修整，可以避免出现这种意外。

三、矫治效果不满意

下颌角截骨术的整形效果如何取决于两个因素：其一是患者的自身条件；其二是手术者的技术水平。一些患者不仅有下颌角

发育过度和咬肌肥大，导致面下部过宽，同时面上部也明显宽阔，单纯行下颌角成形术不可能使患者达到理想的治疗效果，为此有些患者抱怨手术后由"大方脸"变成"大圆脸"。因此有必要在术前对患者的面形做综合分析与评价，实事求是地告诉患者存在的问题和手术可能取得的整形和美容效果，不可随意夸大矫治效果，以免日后发生医疗纠纷。由于手术视野有限，操作不方便，切骨线的定位及实际切除量难以按设计要求准确实施。如果手术去除组织的多少有误，可能导致面部左右不对称。另外，对术前就存在不对称的患者，术后有可能达不到矫治不对称的治疗目的。因此，从口内入路完成下颌角成形术对手术者的操作技巧和临床经验要求较高。

从口内近路完成下颌角截除术是一个有相当难度的颌骨整形术，从事这种手术的医生需要接受比较系统而严格的培训，包括截骨器械的熟练掌握与运用才能获取满意的美容效果。

四、面神经与腮腺导管损伤

经口内入路行下颌角成形术不易伤及面神经，但术中分离咬肌过于表浅或者错将外层咬肌切除时，有可能损伤面神经颊支和下颌缘支。进行长曲线截骨术的时候应通过拍摄 X 线片来计算下牙槽神经的神经管的高度，在手术时至少应确保离下牙槽神经 3mm 以上的安全距离进行手术，才能避免损伤下牙槽神经。实行皮质截骨时，术前应拍摄面部骨骼 CT 来确认冠状面离下牙槽神经管及外侧皮质之间的距离，可以避免术中损伤下牙槽神经。在不能拍摄面部骨骼 CT 的情况下，假设下牙槽神经紧挨着外侧皮质前行来进行外侧皮质截骨。如果术中发现已经损伤下牙槽神经，可用 7-0 无损伤线进行神经吻合术。即使不能在显微镜下进行神经吻

合术，也应在肉眼下进行缝合，经过一段时间可以恢复一定程度的感觉。

下牙槽神经经过下颌形成的颏神经，应注意术中剥离过程中不要损伤及牵拉该神经，如果发现术中神经断裂，应进行神经吻合术。因离颏孔较近而神经吻合难度较大时，应使用薄的剥离子保护神经，用 1～2mm 直径的切割钻削掉颏孔周围的骨，露出神经末端，可有助于进行神经吻合术。

即使在没有直接损伤神经的情况下，部分患者由于术中的牵拉、肿胀、包扎压迫等原因，术后也可以出现下嘴唇及前颏皮肤、下颌前部及牙齿和牙龈的感觉迟钝，感觉减退；极少数患者也偶见刺痛感，触摸皮肤的时候有触电的感觉等感觉异常的症状。

一般来说，感觉减退或者感觉异常的情况经过 1 年左右大部分患者会逐渐好转，但个别患者有嘴唇周边感觉异常而较长时间不恢复的情况。

能预料到哪些人会经历长时间的感觉异常，但预料这种症状经过多长时间才可以恢复，对所有面部整形医生来说是无法达到的境界。虽然上述症状不会引起日常生活中明显的障碍，但对患者来说会引起不便，所以术前与患者交流的时候应明确说明这一点，让患者在充分了解手术风险的情况下自愿接受手术。分离与切除咬肌位置过高和过于表浅，还可能损伤腮腺导管。因此，在手术操作时要求只做内层咬肌的切除，而且切除肌肉的范围仅限于下颌支下半部，以免伤及面神经和腮腺导管。

五、口角与周围软组织损伤

在口腔内施术，视野受限，有时为了充分暴露截骨部位而过度牵拉软组织可以造成口角拉伤。涂抹少许凡士林油膏（可用眼膏代替）于口唇四周，可有效防止和减轻此种并发症。另外，术中使用截骨器械，如骨

锯、骨钻以及使用电刀、电凝不当，都可能误伤嘴角、舌和口腔黏膜。因此，在使用这些工具时，要掌握好支点。主刀医生与助手必须时刻注意保护好手术区域周围的软组织。

六、伤口感染

下颌角成形术后发生感染的概率不高，除非术后有明显的血肿形成，因此，防止伤口渗血是预防感染的关键措施。在伤口内短期放置负压引流管，有利于引流出伤口渗出物和面部消肿。术后合理使用抗生素以及加强口腔清洁卫生也是预防术后感染的有效措施。

第十节 口内入路下颌角截骨术

1989 年，韩国的 Beak 等首先提出"下颌角肥大"这个诊断术语，并且认为亚洲人主要是骨性结构突出，应将治疗重点转移到下颌角截骨整形手术。下颌角截骨整形术通过截除下颌骨后缘、下颌角、下颌骨下缘部分骨质的方法以达到改变下面部轮廓的目的。他的观点得到广大东方学者的认同。随后提出许多针对下面部美学评价的指标以及下颌角肥大整复手术方式，同时深入研究相关的临床应用解剖和新技术。

一、下颌角肥大的诊断

（一）下颌骨边缘的分区

下颌角截骨整形术的截骨对象为下颌骨升支后缘、下颌角、下颌骨下缘部分骨质，但目前仍然没有对这些区域的明确界定，因此，应对下颌骨升支后缘、下颌角、下颌骨下缘进行明确的规定，其方法如下：

在下颌骨三维重建图像上通过咬合平面画一直线，与下颌骨后缘相交处为点 A；通过颏孔与下颌骨下缘平行画一平行线，与下颌骨后缘相交处为点 B；通过下颌骨升支前缘做下颌骨下缘的垂线，与下颌骨下缘相交处为点 C；通过颏孔与下颌骨下缘做一垂线，相交处为点 D；AB 段规定为下颌骨升支后缘，BC 段规定为下颌角区，CD 段规定为下颌骨下缘（图 5.6）。

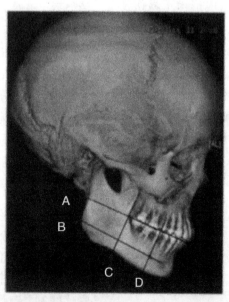

图 5.6 下颌骨后缘、下颌角、下颌骨下缘划分示意图。

（二）下颌角肥大的临床诊断

关于下颌角肥大的诊断和分型目前仍然没有统一的标准，头影测量仍是目前大部分学者对下颌角肥大进行诊断和分型的主要客观指标。Farkes 在 1981 年，通过对西方人种颜面部的测量，提出正面观下颌角间距应比颧弓间距短 10%。1991 年 Barlett 等提出的 3 组美学评判数据对下颌角肥大的诊断具有指导意义：

（1）在侧位照片上从鼻下点到颏下点的距离应为整个面部长度的 1/3。

（2）在正位照片上面部最宽的横径为两侧颧弓间的距离，两下颌角间的距离应比颧弓间的距离短 10%。

（3）下颌角的角度一般在 105°～115°。

Beak 等将下颌角分为 3 型：

（1）外翻型：下颌角外翘、下颌角间距超过颧骨间距。

（2）后下突出型：下颌角向下、向后突出，角度＜110°。

（3）复合型：具有前两者综合表现者。

2001 年，韩国的 Kim 等结合下颌角骨骼形态和下面部轮廓特征，将下颌角肥大分为 4 类：

（1）轻型：下颌角较小，没有明显方形脸的感觉，采用下颌角截骨整形术治疗。

（2）中型：以下颌角肥大并外翻为主要表现，以下颌角全层截骨和矢状截骨为宜。

（3）重型：典型的下颌角肥大合并咬肌肥大，在下颌角截骨时须同时切除部分咬肌。

（4）复合型：严重下颌角肥大伴小颏畸形，须同时行下颌角截骨和颏部成形术。

王侠、陈育哲等通过对正常人群和下颌角肥大患者 X 线侧位片的测量得出结论，认为 59% 中国人的下颌角角度为 110°～120°，角度＜110°即可诊断为下颌角肥大。他们借鉴了 Beak 的观点，将下颌骨分为 3 型：

（1）外翻型：下颌角明显外翘，下颌角间距超过颧骨间距。

（2）后下突出型：下颌角向后、向下突出，角度常＜110°。

（3）复合型：综合具有前面两者特性者。

李慧超对 102 例国内汉族女性患者的下颌骨影像三维重建后进行三维测量，提出下颌角肥大的三维测量诊断标准：

（1）下颌角间距与全面高比值＞0.8。

（2）下颌角角度＜115°。

（3）双侧下颌角点与颏下点之间的夹角（∠GoMeGo）＞65°。

（4）下颌角间距＞95mm。

（5）下颌骨升支长度＞60mm。

（6）下颌骨体部长度＞82mm。

（7）角区最大宽度＞35mm。将具备第一条标准并同时具备其他任意两条标准者定义为下颌角肥大。

张海钟等首先建立中国北方美貌女性的颅面骨三维测量数据库，其研究结果表明：美貌女性面下部与面中部宽度之比值的平均数为 0.677，下颌角度平均值为 123.43°。同普通人的测量结果相比，美貌者下颌角更加开阔，其下颌角点通常在口裂水平之上，侧面观下颌角的弧线圆滑而优美；其面下部宽度相对面中部宽度而言显得狭窄而长，颧弓较窄，颧骨较低平。前鼻棘到上颌中切牙切缘距离与下颌中切牙切缘到颏下点的距离的比值均数为 0.621，接近黄金分割。

从既往的文献可以看出，下颌角肥大的诊断逐渐从注重下颌角局部状况到强调比例再到美学标准的建立，明确诊断的目的是为治疗方案、手术实施以及效果评价服务。在诸多诊断指标中，首先是下颌角角度最为重要，它直接决定了下颌骨侧面观的轮廓，角度越小，"方颌"畸形越明显，改变下颌角角度成为下颌角截骨整形术的首要任务。其次是下颌角间距，其直接决定下颌骨正面观的形态，劈除下颌骨外板对下颌角间距的影响较小，所以临床上存在术后下颌角角度已经明显增大，侧面观明显改善，但下面部正面观仍较宽大的情况。因此，下颌角间距直接决定着手术的效果，手术前应该有充分的预判断。再次是颧骨间距与下颌角间距的比值，其决定手术后面部轮廓的整体比例，手术的目的就是要将不协调的面部比例改善到符合人体美学标准的比例，因此，颧骨间距与下颌角间距的比值是截除骨质大小、形状的重要指标。

通过分析 60 例下颌角肥大患者的三维重建图像，以临床应用为目的，针对下颌角肥大进行了进一步的分类与分型。按下颌骨下缘与后缘在下颌角区的连接方式不同可分为单角转折型、双角转折型、角度过渡型和后下突型；按下颌角区相对于下颌骨中轴面的位置关系不同可分为外翻型、中位型和内翻型。各种类型下颌角分布比例见表 5.1。

下颌角局部形态的类型划分丰富了下颌角肥大的诊断，具有较高的临床实用价值。在双角转折型、角度过渡型和后下突型局部形成的角度往往＞110°，但仍表现出下颌角肥大、下面部过宽的整体形态；在下颌角角度、形态相同的情况下，外翻型会加强下面部宽大的效果，而内翻型部分抵消了下面部宽大的效果。因此，下颌骨下缘与后缘的连接方式对下颌角肥大手术截骨线的设计至关重要。

二、下颌角截骨术的术前准备

（一）术前检查及用药

全身检查主要是对患者的心、肺、肝、肾等脏器功能进行全面检查，此外，尚需检查血糖、电解质及凝血机制等。

局部检查主要针对下颌骨周围的软组织、骨组织进行，包括下面部轮廓的发育程度、大体形态、双侧对称与否，并照相记录术前形态；颞下颌关节有无弹响、有无习惯性脱位；下颌骨表面的皮肤、皮下、咬肌等软组织的厚度、张力、柔韧程度、有无松弛、局部淋巴结有无肿大等。

术前 24h 内可给予小剂量广谱抗生素，术前 30min 无论选择何种麻醉都应该给予苯巴比妥及阿托品。

（二）X 线检查

1. X 线检查

下颌角截骨整形术的 X 线检查主要包括头颅正位片、头颅侧位片以及下颌骨曲面体层全景片。头颅压位片可以完成头长、头宽、颧骨间距、下颌角间距的测量，头颅侧位片可以完成下颌角角度的测量。当然，与三维重建的图像相比，二维 X 线片存在影像重叠、清晰度低、精确性差等缺陷，但其简单易行，并且测量的结果完全可以满足诊断、手术设计、效果评估等要求，是目前临床最常用的方法。应特别提出的是下颌骨全景片可以清晰地显示出下颌神经管的位置和走行，是避免下颌神经管、下牙槽神经损伤的必要检查手段。

表 5.1　下颌角连接方式及相对于下颌骨中轴面的位置关系

	单角转折型	双角转折型	角度过渡型	后下突型	合计（%）
外翻型	0	2	10	2	14（11.67）
中位型	10	6	64	4	84（70.00）
内翻型	4	2	14	2	22（18.33）
合计（%）	14（11.67）	10（8.33）	88（73.33）	8（6.67）	120

2. 下颌骨三维重建

目前诸如意外骨折、第二下颌角形成、下颌骨双侧不对称、颏神经损伤等与下颌骨骨质相关的并发症在下颌角截骨整形术中时有报道。除了手术技巧的因素外，术者术前对下颌骨解剖结构的细节缺乏全面的、个性化的认识，术中由于术区视野、视角的问题，往往易导致操作失误。下颌骨升支的长度、半月切迹的位置、下颌角的构成形态、下颌骨下缘的形状、下颌骨水平支不同区域骨质的厚度等均存在一定的变异。二维 X 线片虽然能够反映一些信息，但因影像重叠而缺乏精确性。

三维重建图像从根本上解决了这些问题。三维重建影像与实际测量在统计学上并无差别，清晰的立体结构图像如实、精确地反映出各种解剖结构的空间关系。重建的三维图像沿冠状轴、矢状轴，必要时可在 360° 范围内间隔 0.5° 采集图像，基本能够客观反映下颌骨的各种精细解剖结构和关系。在联机工作站上，能够实现任意角度的旋转，并且图像各不重叠，这种特性对下颌角截骨整形术的截骨操作非常实用。术中由于视野、视角的原因使术者的立体视觉受到很大程度的局限，造成术者对截骨线的判断出现偏差甚至失误，因此，可将图像旋转到术者习惯的位置，以患者下颌骨上一些小的个性化隆起作为参照进行必要的术前训练，以提高术者术中处理骨组织的精确性。

三、手术方案

（一）麻醉的选择

实施下颌角截骨整形术可应用局部浸润麻醉和全身静脉麻醉，其各有优缺点。一方面，局部浸润麻醉简单、安全、可靠，能够确保手术顺利实施。清醒状态下咽反射的存在，杜绝了误吸、舌后坠等情况的发生，确保呼吸道通畅；术中受术者可进行张口、用力咬合等动作配合手术，有利于术中切、剥、缝等操作。另一方面，下颌骨处于正常咬合位置，有利于针对处理骨骼的操作。但术中受术者往往感到恐惧，特别是对骨骼的磨、切等操作时，噪声、振动通过骨传导使部分受术者难以忍受。

气管插管全身静脉麻醉克服了局部浸润麻醉的缺点，但麻醉方式相对复杂，需要特殊的术前准备和术后复苏，且术中由于肌松的原因使下颌骨向后退缩，造成截骨区域远离切口，增加了截骨操作的难度。特别是在下颌骨水平支过长的情况下，使截骨操作尤为困难。因此，权衡利弊后，笔者主张在求美者可以接受的情况下，尽量使用局部浸润麻醉。

（二）截骨方式的选择

目前临床应用的骨骼处理方式有下颌角区全层截骨、下颌骨外板矢状截骨、联合下颌角区截骨和下颌骨磨削等术式，其中以下颌角区全层截骨整形术应用最为广泛。

自 Converse 于 1951 年首次采用口内入路对下颌角进行直线截骨以来，此术式被大多数学者认可，并对其进行了相应的改进。直线截骨操作简便，但常遗留下颌骨下缘中部的角形突起，即"第二下颌角"，使下颌角失去了正常的自然角度。为了克服这一缺点，并获得具有自然弧度的下颌角，有学者采用多次直线截骨法，即通过 3 次或 4 次直线形截骨。此法较单纯的直线形截骨法更趋于合理，美容效果也更为理想，但是手术操作复杂，并且截骨线之间的连接并不十分符合下颌骨的自然弧度。为简化手术过程并寻求更好的美容效果，归来等设计了"口内入路下颌角肥大连续一次性弧形截骨术"，截骨范围包括下颌骨升支下部、下颌角、下颌骨体部下缘，截骨后的下颌角部曲线优美圆滑、形态自然。

Whitaker最早将下颌骨外板矢状截骨术应用于下颌角肥大治疗。此种手术最适用于下颌角呈外翻肥厚状态，其下颌角角度正常或＞110°，侧面观下颌角形态良好，但是正面观下面部宽大。对于这类仅需缩窄下面部宽度的患者，可采用双侧下颌骨外板矢状截骨术，以减少下颌骨侧向的突度，即下面部宽度，同时又保留了原下颌角侧面的自然弧度。下颌骨外板矢状截骨后，患者的下颌角间距可以减小 10~12mm，有效地矫正了下面部宽大的正面形态，而下颌角的形态不会发生大的改变，不会造成下颌角截骨术后下颌缘不平整的现象。

为有效改善下颌角肥大患者的正面部和侧面部轮廓，有学者采用同时去除下颌骨外板和角区骨质的手术方法，以追求更好的美容效果。Jin 等提出应将"下颌角截骨整形术"或"下颌角切除术"改为"下颌骨截骨整形术"，认为许多患者就诊的主要目的是使正面观面形变窄，单纯截除角区骨质后往往侧面的效果改善明显而正面无明显改观。为了使术后达到最佳的正面效果，手术不能仅局限于下颌角区而应注意整个下颌骨。由于下颌骨体部在靠近下缘部向外侧隆起，因此，要减少下面部宽度，则需要一种能有效减少下颌骨下缘厚度的方法。他建议采用下颌骨外侧皮质切除术，以使截骨后的下颌角维持其自然外观。

2004 年，Hwang 等报道了联合使用下颌骨外板截骨、角区截骨和咬肌神经选择性切断术治疗下颌角肥大的手术方法，认为联合应用 3 种方法可以取得良好的手术效果，而且选择性咬肌神经切断术可以作为下颌角截骨手术的辅助手术方案或者作为治疗咬肌肥大的手术方案。

下颌骨磨削术也称铣骨术，最初由梁雄提出并发明了一套完整的手术器械。夏东胜等论述了下颌骨磨削术在面部轮廓整形中的应用，认为下颌骨磨削术是一种安全有效的治疗下颌角肥大的手术方法，有操作简单易行、手术创伤小等优点，可以避免截骨术后出现下颌缘不平整和第二下颌角等问题。但是下颌骨磨削术不改变下颌骨下缘、下颌角以及后缘的轮廓，下颌角角度无变化，不能改变下面部的侧面观形态，而且磨除外板的去骨量有限，也不能有效改善面部正面观的宽度，其效果多源自咬肌短期内失用性萎缩。因此，该方法仅是下颌骨外板处理的一种方式，而不能单独成为一种手术方法。更有学者认为，下颌骨磨削术对于受术者心理障碍排除的作用远大于实际的手术效果。

有统计结果表明，下颌骨外板矢状截骨和下颌角区全层截骨术后下颌角间距缩小值无明显差异，都能够较好地塑形下面部轮廓，具体使用何种方法，可依据术者的习惯进行选择。矢状截骨在下颌骨内板的截骨线不易确定，而且部分操作在盲视下进行，截除下颌骨后缘时，来复锯易超出下颌骨的范围，而伤及下颌后静脉，导致大出血。而全层截骨下颌骨内板的截骨线与外板的截骨线完全垂直对应、易于把握。因此，两种方式都确切有效，但矢状截骨较全层截骨操作难度稍大。

矢状劈除外板开放了骨髓腔，术中出血多，不利于随后的全层截骨线的确定。另外，下颌体表面凹凸不平，在软组织较薄的病例，术后外观可见该区域不平整，有术中意外损伤下颌神经管及下牙槽神经的可能。相较之旋转磨削操作简单，磨削外板骨皮质效率高，术区平整光滑，避免了开放骨髓腔的风险，因此是较为理想的下颌骨外板去除方法。

（三）截骨线的确定

截骨线的确定是下颌角截骨整形术中最关键的内容之一，它直接决定了手术的效果，影响着截骨操作的难易程度，并与诸多并发症密切相关。

除归来所提出的长弧线截骨线以及柳大烈提出的双直线截骨线外，兰振兴等阐述了三点定位弧线截骨线的设计，其依据下颌骨的一些骨性标志进行定位，并提出了一些具体的设计数据，使该设计方案确切可行。Zheming Pu 等将美学比例的观念引入截骨线的设计，认为颧弓间距与下颌角间距的比例是确定截骨线在下颌骨水平支位置的重要指标。耳垂至通过下颌角的水平面间的距离与至通过颏正中水平面间距离之比是确定截骨线在下颌骨升支位置的主要指标。针对下颌骨水平支过长者，可以单纯截除下颌骨升支后缘骨质，以达到缩窄下面宽、塑造柔和下面部轮廓的目的。该方法针对下颌骨术前美学缺陷进行设计，强调整体以及局部的比例关系，是较为合理的截骨线设计方式。

完全截除下颌骨下缘、下颌角区、后缘的骨皮质反折部部分骨质能够引起下颌骨乙状切迹、喙突以及牙槽嵴附近应力上升，切除骨质越多，应力上升越多，使下颌骨较前更易断裂。因此，设计截骨线时应尽量少切除下颌骨下缘的骨皮质反折部，确保截骨后下颌骨形态尽可能接近美学标准，同时尽可能降低对下颌骨生物力学方面的影响。

（四）关于咬肌的处理

下颌角截骨整形术术后下面部轮廓由骨骼及被覆其上的软组织共同构成，颧弓间距与下颌角间距的比例为 1 :（1.30±0.14），而该位置的实际轮廓比例为 1 :（1.20±0.12），咬肌肥大是导致这种差异的根本原因。针对术中咬肌的处理与否及术后变化一直是学术界关注的焦点之一。

下颌角截骨术中，咬肌剥离后与下颌骨再附着的过程中，一方面，早期再附着界面生物力学强度减弱，咬肌张力和活动都减少，而出现失用性萎缩；另一方面，随着时间延长，咬肌和下颌骨再附着界面的胶原纤维逐渐成熟、改建，咬肌和下颌骨再附着界面的生物力学特性逐渐恢复，咬肌活动增强，厚度也相应恢复，这种失用性萎缩具有一定的可逆性。关于是否术中切除咬肌，应结合受术者的具体情况而定。宽大的下颌骨与咬肌肥大有着必然的联系，特别是在下颌角外翻的情况下，往往伴随着咬肌肥大，因此，下颌角截骨整形术中去除咬肌的适应证应适当放宽。

术中直接切除咬肌易导致出血，且止血困难，术后遗留咬肌区域表面不平整，用力咬合时不平整更为显著，因此，借鉴射频技术在瘦肌领域中应用的方法，使用高频电刀术中直视下实施咬肌部分电切或烧灼，并清除炭化、失活的咬肌纤维，术后效果良好。但若有炭化、失活的组织清除不完全，会导致术后术区积液、肿胀明显、切口愈合延迟，甚至有发生感染的可能。

四、手术方法

手术采用经鼻插管全身麻醉或局部浸润麻醉，局部浸润麻醉液为含 1/100 000 肾上腺素的 0.25% 利多卡因 150mL，于口内切口处黏膜及术区内下颌骨内外板骨膜下行局部浸润。在口内前庭沟颊侧黏膜于下颌前磨牙远中端处至下颌升支前缘切开黏膜及黏膜下组织，保留 0.5cm 宽牙龈缘黏膜以便缝合，切口直达骨膜，用骨膜剥离器剥开下颌升支和体部后 2/3 部分的骨膜和咬肌附着点，暴露下颌骨升支中下部（平咬合平面）、下颌角、下颌骨体部直至颏孔。妥善保护颏神经血管束。以特制的下颌角剥离器在骨膜下充分剥离附着于下颌骨下缘、下颌角区、下颌骨后缘舌侧的翼内肌、下颌舌骨肌等软组织。

对于下颌骨外板骨质的处理有两种方式：其一是使用 Stryker 旋转磨头磨削去除

大部下颌骨骨皮质外板，但不开放骨髓腔；其二是使用来复锯，自下颌骨外斜线、下颌骨隆突处矢状劈开下颌骨外板达下颌骨下缘、下颌角区以及后缘的骨皮质反折处，再以骨凿轻凿，将下颌骨外板完整矢状劈除，并将不平整的部位打磨平整。

对于下颌骨下缘、下颌角区以及后缘的全层截骨同样有两种方法：其一是使用Stryker的摇摆锯，沿预计截骨线彻底切开下颌骨相应区域的骨皮质反折部以及骨内外侧板，离断与游离骨块舌侧面相连的软组织，取出游离骨块，打磨衔接部位，以防止第二下颌角形成；其二是使用直角钻，沿预计截骨线垂直骨面钻通下颌骨相应区域的骨皮质反折部以及骨内外侧板，形成间隔在5mm以内的贯穿孔，在下颌骨下缘、后缘的骨皮质反折处适当缩小孔间距，随后以骨凿沿相互连接各孔形成的截骨线以适当力度凿击，即可按预计的截骨线完成全层截骨。凿击时嘱患者用力咬合，或在下颌角区向髁突方向托住下颌骨，以防止颞下颌关节因冲击而受损。另外，下颌骨内板较薄，且张应力较小，因此，确切沿截骨线截断下颌骨外板及下缘、后缘的骨皮质反折处，保留下颌骨内板，随后以骨凿沿截骨线以适当力度凿击，内板会沿截骨线准确断开，从而完成全层截骨。此法同样应注意保护颞下颌关节。

必要时，根据患者的情况设计个性化的手术方案：针对咬肌肥大者，采取高频电刀切除或烧灼的方式均匀去除部分咬肌，彻底清除炭化、失活的肌组织；对于颊区肥胖者，于下颌升支前缘切口处向后上钝性分离，打开颊脂垫包膜，牵出并切除部分颊脂垫。

确切止血，彻底冲洗术区，以清除残余的骨粉及细小骨碎片，放置负压引流，用3-0可吸收缝线连续缝合口腔黏膜切口，适当压力加压包扎。

术后常规应用止血药和抗生素，辅以甲硝唑等抗厌氧菌治疗，冰敷颌下术区，常规口腔护理。术后 3d 内给予地塞米松 10～20mg/d，用以减轻局部组织肿胀，加速水肿吸收。术后 1～2d 拔除负压引流管，术后 3～5d 拆除包扎的敷料并开始术区热敷，术后 7～10d 拆线。

第十一节　耳后切口入路下颌角截骨术

耳后切口入路下颌角截骨是口外切口入路的一种，由艾玉峰自 1996 年首创应用，于 1998 年在全国第四届整形外科大会报道，近几年逐渐得到推广应用。其最大的优点是截骨可在直视下进行，切口至截骨区域距离最近，操作比较简单。可对下颌角肥大、双侧下颌角不对称、咬肌肥厚等进行截骨或咬肌部分切除治疗。耳后切口入路下颌角截骨术的另一个优点是对于年龄偏大（35 岁以上）者，在截除下颌角的同时可以对下面部、颌颈部皮肤提紧，起到年轻化作用。

一、术前准备

（1）常规术前病史采集及实验室检查。

（2）拍摄 X 线曲面断层（下颌骨全景片），以了解健侧下颌骨的形态大小、对称情况。

（3）术前与患者谈话，签署手术同意书。

二、手术方法

（一）手术切口设计

1. 颅耳沟下端切口

耳后沿颅耳沟走向自耳垂向上设计 2.5～3cm 与颅耳沟平行的纵向切口，必要时，切口下端可向耳垂前略延伸 0.5～1cm。

2. 耳后至发际缘切口

自耳垂后缘基部向上沿颅耳沟行至耳后中上 1/3 交界位置横行走向发际缘，沿发际缘向下行走至下颌角下缘平面（图 5.7）。

（二）下颌角截骨线的设计

体表投影设计：在颌颈部按下颌角体表投影依触及的下颌升支后缘及下颌角部向前下至下颌水平支下缘，用画线笔或亚甲蓝标记，再以 Kamiishi 法（上石法）在下颌升支前缘平行标记一垂线 A 线，其下端与下颌水平支下缘相交；在咬颌平面向后延伸标记一水平线 B 线，其后端与下颌升支后缘相交；再将 A 线与下颌下缘交点及 B 线与升支后缘交点两点相连，形成 C 线。皮肤上 A、B、C 三条线形成的三角区是下牙槽神经主干血管走行区域，此区称为 Kamiishi 安全三角。C 线又称为 Kamiishi 安全截骨线。下颌角截除时一定不要进入 C 线以上区域，可将下颌角截骨线设计在 C 线或之下，并设计为圆钝的弧形。

此法设计可以在曲面断层（全景片）或 X 线头面侧位片上标出 Kamiishi 截骨线安全三角。

（三）麻醉

手术可以在全身麻醉或静脉复合麻醉加局部麻醉下进行。

（四）下颌角的显露

沿切口线切开皮肤及皮下组织达耳后筋膜浅层。在此平面用小剪刀边分离，边用双极电凝止血，翻开耳后皮瓣，到达胸锁乳突肌前缘比较疏松的位置时，可用剥离器沿皮下向下颌下缘前方钝性剥离至截骨线前端。该剥离腔隙能置入直角拉钩即可。用直角拉钩拉起剥离后皮肤及皮下组织，在拉钩深面用示指触及下颌角顶端，用手术刀对准下颌角顶端切开筋膜组织达骨膜，切口长 1.0～1.5cm，切口走行方向与下颌缘升支后缘平行。用骨膜剥离器在骨膜下剥离截骨区的下颌角、外板、内板及下颌水平下缘和升支后缘，用双齿钩将位于下颌升支后缘外骨膜尽量向后上方提起，用反角拉钩自骨膜下沿下颌骨平行方向置入，并利用反角作为支点将骨膜拉起，此时可以将下颌角截骨线的位置完全显露。用画线笔准确地标定截骨线，如显露不充分，可以适当将骨膜、筋膜组织的切口分别沿升支后缘或下颌下缘方向向后上及前方延长 0.5～1.0cm（图 5.8）。

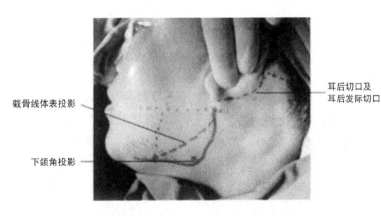

截骨线体表投影

下颌角投影

耳后切口及
耳后发际切口

图 5.7　耳后切口的术前设计。

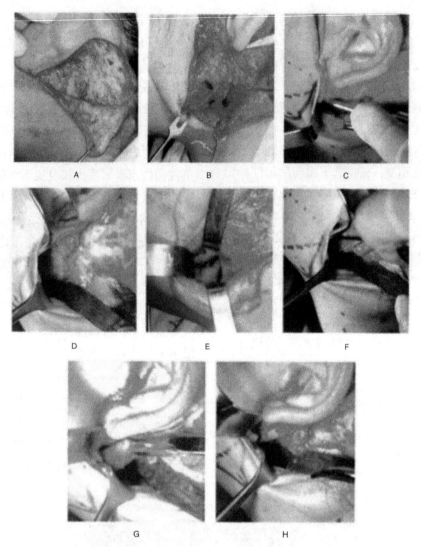

图5.8 截骨全过程。A.翻开耳后皮瓣。B.自下颌角顶点处进入骨膜下。C.骨膜下剥离。D.显露下颌角顶点。E.标记出下颌角截骨线。F.放置脑压板保护。G.显露截骨线全长。H.下颌角截除后。

（五）截骨

依标记的截骨线用微型来复锯或裂钻、爪头钻将肥大下颌角截除，截骨时注意保持截骨线的圆滑、截骨面平整，如用裂钻截骨时注意保护好周围的软组织，切勿使之被卷入高速旋转的钻头，否则会造成不必要的软组织撕拉伤。

截骨后对截骨部分的断面应适当用骨锉给予打磨，打磨后的骨屑要用生理盐水反复冲洗干净。如遇有截骨面骨髓质腔出血，

可以用咬肌组织进行填充止血，尽量避免使用较多的骨蜡止血。

（六）切除咬肌部分

如需同时进行部分咬肌切除，可用组织钳提起从下颌角处游离下端的咬肌附着点，在咬肌后缘中段用组织钳提起咬肌，钝性剥离，显露咬肌后缘，而后，用两把组织钳从咬肌后缘下端提起，在咬肌中层与浅层之间钝性向前缘分离。彻底止血后将咬肌中层及深层分离出的片状咬肌予以切除。切除咬肌

时注意如遇有活动出血,给予结扎或电凝止血。

（七）缝合

缝合咬肌筋膜层、皮下组织及皮肤。

（八）包扎

适度加压包扎,3d 后去除包扎,改用弹性颌托带,7d 后去除。

三、手术后处理

（1）术后 7d 拆线。

（2）如有耳后切口瘢痕增生,可以局部注射去安奈德。

（3）定期随访,术后 2 个月照术后照片。

四、并发症

（一）切口瘢痕

耳后切口最常见的问题是由于术中牵拉过度损伤皮肤,造成术后瘢痕增生。

预防方法:术中牵拉时不要用力太大或切口适当扩大,可以使显露更容易些。在缝合时可以将切口缘皮肤进行适当的修剪,缝合时尽量应用 5-0 尼龙线,拆线后局部给予防瘢痕增生的外用药,或拆线后预防性局部注射去安奈德,每侧 20mg。

（二）截骨量及形态不对称

该手术方法发生此类并发症较少,主要是由于截骨线标定得不准确或截骨时未严格按照标记线进行所致,术中一旦发现截骨量不对等应及时给予矫正。

（三）面神经下颌缘支牵拉伤

发生下颌缘支牵拉伤后,在术后会出现口角向健侧偏斜,出现该种并发症。主要原因是对下颌缘支的牵拉过度,导致神经牵拉伤,轻者 2～3 周内恢复,重者要 3 个月左右才能恢复。

第十二节 口内外联合入路下颌角截骨术

下颌角截骨术的手术入路有口外入路、口内入路和口内外联合入路等。口外入路下颌角截骨术的优点是视野清楚、操作容易、不需要特殊的手术器械便可完成,缺点是遗留切口皮肤瘢痕,有损伤面神经下颌缘支的可能。口内入路下颌角截骨术的优点是避免了遗留皮肤瘢痕,不易损伤面神经下颌缘支,但口内操作视野局限,截骨线的准确定位不易掌握,对手术医生的临床经验要求较高。口内外联合入路集中了口外、口内入路的优点:可通过口外切口截骨,截骨线定位易于掌握,切口皮肤瘢痕小,不易损伤面神经下颌缘支。

一、下颌角肥大的诊断

同本章第十节。

二、下颌角截骨术的术前准备

同本章第十节。

三、手术方法

（一）麻醉

经鼻插管全身麻醉或基础麻醉联合局部麻醉,在下颌角附近咬肌及翼内肌附着部位给予 0.25% 利多卡因（含 1/200 000 肾上腺素）局部浸润麻醉,可加强麻醉效果和减少术中出血。

（二）口内切口

位于自第 2 前磨牙至下颌升支前缘的下颊龈沟内,长约 3cm,深达骨膜,在骨膜下将下颌升支外侧中下段和下颌体的骨膜彻底剥离,尽量向下颌角内侧缘剥离,并剥离翼内肌的部分附着点。剥离范围:前至截骨线前端,后至下颌升支后缘,下至下颌角和下颌体的下缘。

（三）口外切口

位于截骨线前端，平行于下颌体下缘，距下缘 1.5～2cm，做长约 0.5cm 的皮肤小切口，避开面神经下颌缘支，用血管钳分离，直至与口内骨膜下的剥离面相通。口外切口也可选择在耳后颅耳沟下 1/3 处，做 2cm 长的皮肤切口，在皮下分离直至与口内骨膜下的剥离面相通。

（四）截骨

截骨线的设计与口内入路下颌角截骨术相同，在来复锯柄上套一段橡胶导尿管，防止截骨时皮肤灼伤，将来复锯片经口外小切口插入，直达骨膜下已剥离的区域，沿下颌角截骨线在口外和口内下颌角骨面做向上、向后的截骨。截骨过程中如有部分下颌骨内板未完全离断，可经口外小切口置入小骨凿沿截骨线凿开。凿骨过程中术者可用手托扶下颌体，防止下颌骨意外骨折。从口内切口夹持取出离断的下颌角骨片。

（五）咬肌和颊脂垫的处理

对于咬肌肥大的患者，可在截骨完成后切除部分深层咬肌和去除颊脂垫。切除咬肌时，根据术前设计的切除肌肉范围，预计需切除的肌肉厚度，用组织剪、电刀或直接用血管钳钳夹去除紧贴升支外侧面的深层咬肌，切除时常因切断咬肌的营养血管而发生出血，可予结扎或电凝止血。去除颊脂垫时，用血管钳在口内切口外侧端向上外侧略分离，即可钳夹出膨出的颊脂垫。注意综合术前脸形的对称程度，预计两侧咬肌和颊脂垫去除的量，确保术后面部对称。

（六）冲洗和包扎

术中用稀释的碘附盐水冲洗手术野，确认无活动性出血后，经口外切口置入负压引流，术后 24h 拔除。口内、外切口分层缝合，下颌角术区予棉垫、绷带加压包扎。

第十三节　无级定位下颌角截骨术

在下颌角截骨术中，口外切口会遗留一定程度的切口瘢痕。口内切口是目前较常用的方法之一，其最大优点是切口隐蔽、易被受术者接受，但在口内切口下颌角截骨术中，手术视野比较小，切口位置深，在截骨中最大的问题就是难以准确定位。利用无级定位器进行下颌角截骨可以使截骨线精确到毫米级，可以节省因定位而消耗的时间，可以准确地依设计好的截骨线截骨。

一、适应证

适用于任何类型的下颌角截骨术。

二、术前准备

同本章第十节。

三、手术方法

（一）切口设计

同本章第十节。

（二）麻醉

同本章第十节。

（三）切开

同本章第十节。

（四）剥离

同本章第十节。

（五）放入定位器

根据设计好的截骨线宽度确定定位横杆至定位钩端的宽度，此宽度即为实际截骨线的宽度。将定位器沿下颌角 1/2 轴线扣置于下颌角顶端。将定位器横杆靠紧定位器滑杆后检查横杆位置是否与下颌体标定的截骨线一致，确定基本一致后，左手在颌颈部下颌角处将定位器钩端向下颌角顶端紧压住，并固定定位器不再移位。

（六）截骨

用锄状摆据自切口处进入，将锯片直接

抵住定位器横杆，开始截骨。先在截骨线中间部位锯透下颌角内外板，而后向后、向前在定位器定位下分别锯开外板后，取出定位器（以方便操作），再依已锯开的外板截骨线向后、向前分别将内板锯透，用骨膜剥离器轻轻拨动离断的下颌角，用持骨钳将其取出。

如遇有下颌骨体较肥大宽厚者，可将截骨线向前方延长。延长时注意显露出颏神经，保护其勿受损伤。对于下颌体较宽者，可同时将下颌体骨外板进行部分劈除。截骨后用骨锉将截骨断缘锉磨光滑，将外板劈除部分骨创缘锉平整。用生理盐水反复冲洗除净锉下的骨屑。

（七）引流

放置负压引流管，缝合切口。

（八）包扎

适当加压包扎。

第十四节　V形脸成形术

一、概述

为了改进面部的线条，使之柔和、流畅，所做的下颌骨手术，称为下颌缩小术，又称下颌角截骨术、四角下颌手术。因手术部位不仅包括下颌角，还包括下颌体，所以称之为下颌缩小术比四角下颌手术更为贴切。下颌缩小术可以校正下颌角和下颌体的肥大，但是颏部的外观缺陷，只能依靠颏部成形术来解决。近年来常采用两种术式共同施行的方法，使下颌部的轮廓接近于V字形态，即V形脸成形术。

东方人的面部轮廓大多下颌较宽，颏部短小而后缩，而传统东方女性较偏爱卵圆形的面部轮廓，这促使V-line术在东北亚地区发展起来。要想获得满意的术后效果，术前设计、术者的操作、手术的完成度非常重要，但更为重要的是通过术前对患者的脸型进行分析，制订详细的手术方案。

以下重点介绍下颌缩小术的手术适应证及手术计划、术前准备、手术方法、术后治疗及并发症处理等，使大家对V形脸成形术有更好的了解，以便对日后施行手术有所帮助。

二、下颌缩小术的历史发展

关于缩小脸型的手术，随着时间的推移发生了很多变化，而手术方法是随着术者对宽脸型形成原因的认识发生变化而改变的。

直至1980年，很多人依然认为下颌面肥大的原因是咬肌肥大。当时手术的方法主要是切除咬肌，但Yang和Park提出切除咬肌的手术方法会伴有出血和神经损伤等危险性。2000年对开始使用肉毒素治疗咬肌肥厚的患者，同时切断咬肌的运动神经及使用高频仪破坏咬肌的方法也陆续开始出现。

1989年，Baek等认为东方人下颌面宽大的主要原因是下颌骨肥大，于是介绍了下颌角截骨术。Baek等的方法中提到的东方人下面部宽大的原因由肌肉转变为骨骼。Yang和Park提出了根据个人面部的特点而设计下颌角与颏部截骨术，这种术式的意义在于根据下颌骨整体外形进行截骨，并在论文里提出了分段截骨术。随着这种技术的发展，到20世纪90年代后期，手术术式逐渐演化为单骨片长曲线截骨术。2005年Gui发表了这种术式的方法，同期提出了通过下颌骨外皮质截骨术，又称下颌骨部分外板劈除术，缩短面部正面宽度。

与此同时，Whitaker在Baek的论文讨论中发表了自己的意见，他认为，在不切除下颌角的前提下，通过切除外侧下颌皮质和咬肌，也会获得一侧面部宽度缩小5～6mm

的效果。

1997 年，Deguchi 等提出了通过下颌矢状劈开去骨术也可以缩小下颌面宽度的观点。2001 年，CHAn 和 Kim 提出了从下颌切迹 10mm 以下到颏孔外侧 10mm 的范围内，通过外侧皮质截骨术，可以有效地缩短两侧下颌角距离的观点。之后，学者们对下颌截骨术与皮质截骨术对解决下颌面部宽大问题哪种方法更为有效在学术上展开了激烈的争论。

1991 年 Yang 等提出了在施行下颌缩小术的同时一并解决颏部的缺陷问题，会得到更好的手术效果的观点。1998 年 Satoh 也提出了同样的观点。

2004 年，Hwang 等介绍了两种手术一并进行的方法。他在论文中提出，每种手术方法各有特点，但有的病例不能用单一的术式解决，根据下面部特征，两种术式可同时进行。

2008 年，Park 和 Noh 介绍了颏部在面部轮廓上的重要性。

2010 年，Uckan 等引用了 Park 和 Noh 所讲述的方法中介绍的颏部中央部的侧面附着肌肉从下颌骨上分离后下垂（颏下垂），进而出现双下颌。为了防止这一现象，产生了把下垂的肌肉固定在钢板上的方法。但是其中没有提及因分离的肌肉引起的双下颌的可能性、用线捆的方法和效果的相关资料。从 2000 年后期开始，下颌骨成形术和下颌骨缩小术并行的频率增加，学术界把这一术式叫作 V-linc 手术，2000 年之后，V-line 这一用语开始出现在学术文献上。

2000 年中期开始，学者们不仅考虑颏面部的宽度，而且在垂直线的长度和前后方的长度上统一的三方面的下颌缩小术、下颌骨缩小术和正颌手术方法开始并行。2006 年，

Jin 等报道了即使在上、下颌咬合关系正常的情况下，下颌骨往垂直方向或前后方向发达的颌面骨侧面观的面容而导致下颌面部肥大的情况在东方人中比较常见，在这种情况下，需通过正颌手术改变上颌骨才能缩小下面部大小。他们的主张是，区分下颌骨缩小术的情况和正颌手术并行的情况才能在美学方面得到良好的效果（而不仅是改善咬合关系），在单纯以美容为目的也能实行正颌手术的认识上具有一定的意义。Kim 等在一并实行下颌支矢状劈开术和下颌骨截骨术的情况下，不仅改善了美容效果，而且减少了咀嚼肌的负担，对术后的稳定性也有一定的帮助，所以这样的术式可以成为下颌骨矢状劈开术有利的演化。

三、术前咨询和检查

细心评价患者的期望，详细询问既往史，全面观察患者脸部的特征，如颏部是否前凸或凹陷，是否过度长或短，左右是否对称。用视诊和触诊评价脸部皮肤的厚度、皮下脂肪量、皮肤的弹性以及咀嚼肌的发达程度。

有必要了解牙齿的状况。应了解有无蛀牙治疗史或现在是否必要治疗蛀牙，并确认牙龈的健康状况。V-line 手术后一段时间因出现张口困难、无法漱口，可导致已有的牙齿、牙周疾病恶化。还得确认咬合是否正常，尤其是下颌前突时下切牙比上切牙向前突出或上、下切牙恰好对合或下切牙过度地向后倾斜，为了改善咬合关系，应考虑行牙齿矫正或同时行颌矫正手术。在面部不对称的一侧磨牙反咬合或长脸患者的上切牙、牙龈过度暴露时，也属于颌矫正手术的范畴，而不是单纯行 V-line 手术。

完成咨询和医学检查后，记录术前状态，如面部照片、面部骨骼 X 线片等。如有

条件拍面部 CT 更有助于了解面部状况，但如果条件不允许，只做 X 线检查也可完成手术。

面部照片和 X 线片应采取自然头位、嘴唇放松、唇休息位下拍摄，并在术前、术后采取同样的姿势。面部照片应采取正面、左右侧面、左右 45°角方向拍摄，拍摄正面时还需采取充分的笑容。采取被迫笑容时可见眼笑而嘴不笑，但充分笑容时眼随之含笑，这时可掌握牙龈的暴露程度。

为 V-line 手术而需要的基本的 X 线片有正面（PA）和侧面头部放射线照片和全景照片。在正面 X 线片可了解到下颌角的宽度和面部不对称。在侧面 X 线片应观察下颌部线条和下颌角的发达程度，为了避免损伤下齿槽神经，并截出更自然的面部线条，应提前标记好长曲线截骨术的截骨位置；还得了解下颌骨的前后位置、垂直长度比例、上颌全齿的暴露程度等颌面骨手术必要的基本资料。下齿槽神经全景照片上应掌握神经在下颌底下边界的距离，还应确认是否有牙周炎、牙齿的数量、智齿的方向、下颌关节髁突突出的模样。

应用三维数码相机可对患者提供术后预测的结果，但患者有可能抱着对手术的不现实的期待，误认为实际手术可确保手术效果。因此，如应用三维数码相机预测术后结果，术前应对患者充分说明实际手术与预测结果的差距。

四、适应证及手术计划

下颌角切除术和 V-line 手术对单纯下颌角突出导致的下颌角肥大者效果最佳。伴有颌面畸形的患者术前正确分析面部特征，谨慎选择相应的手术方法。

（一）分析面部特征

上、下颌与颅底之间的位置直接影响侧面观。颌面骨骼侧面观分类：

1. skeletal class Ⅰ profile

无颌面畸形，下颌角侧突导致下颌角肥大。

2. skeletal class Ⅱ profile

下颌骨后突导致中面部前突，伴下颌角肥大。

3. skeletal class Ⅲ profile

下颌骨前突或上颌骨过度发育导致中面部凹陷，伴下颌角肥大。

以上分类无严格界限，经头面测量法评估齿面畸形时提供方法、依据。测量后的数据根据人种、民族有个体差异。

牙颌畸形的分类以 Angle 错颌分类法为基础。Angle 以上、下腭第 1 恒磨牙前后位置分类。第一类错颌：上第 1 恒磨牙的近中颊尖咬合于下第 1 恒磨牙的近中颊沟内；第二类错颌：下第 1 恒磨牙位于上第 1 恒磨牙的后方；第三类错颌：下第 1 恒磨牙位于上第 1 恒磨牙的前方。颌面骨骼形状分类法与 Angle 错颌分类法有相同之处，但又不完全一致。

Jin 主张 Angle1、颌面骨骼形态Ⅲ类的患者做下颌角切除手术的同时矫正牙颌畸形，可获得非常满意的手术效果。笔者在临床上经常能见到这种病例，有的患者只想改善下颌骨过度发育伴下颏过长。这类患者行 V-line 手术后，虽然下面部变小，但整体上更显下颏长度。如果行颏部成形术不但得不到满意的手术效果，而且术后出现颏唇沟变浅。笔者选择行正颌手术顺时针旋转上、下颌骨的位置和 V-line 手术同时进行，可获得非常满意的手术效果。

V-line 手术前确定患者有无颌面畸形，选择相应的手术方案，同时也对术后进行预测分析。

V-line 手术对下颌骨过度发育导致的面部过长的患者效果最佳。正确分析面部过长的原因，制订手术方案。

上腭上、下距离较长的患者往往面部过长伴口唇闭合不全或露龈笑，而且闭嘴时由于颏部肌肉收缩，颏部皮肤会凹凸不平。如果头颅 X 线侧位片里前齿暴露过多，可考虑行正颌手术。Choi 等测量韩国人的上腭前牙暴露平均值为 2.74mm 左右。

伴有上颌骨两侧长度不同导致咬合平面倾斜的患者，或伴上颌牙齿中线与面部中线不一致、牙齿矫正得不到满意效果的患者，应该进行正颌手术，矫正上颌骨。咬合平面倾斜的患者往往伴有嘴角倾斜。

上颌骨位置正常，而下颌骨倾斜导致的颌面畸形行下颌矫正术。

无咬合畸形，下颌骨骨质不对称而出现的面部不对称时，行 V-line 手术可获得非常满意的手术效果。

面部软组织不对称也会导致面部不对称，所以术前也得考虑这一点。术前告知患者术后面部不可能完全对称，但是尽可能达到一致的效果。

（二）术前准备

手术前认真检查多项化验结果及全麻术前准备，如常规血液检查、血液生化检查、心电图检查、胸部 X 线片检查等，同时检查呼吸道，确保麻醉师进行气管插管术；对有心血管、神经系统疾病的患者术前应进行相关科室会诊，确定是否耐受手术。

术前向患者交代手术方案、手术效果及并发症，并签署手术知情同意书。告知患者术后可能出现感觉异常，持续较长时间，以免影响医患关系。

术前一周禁止服用阿司匹林、华法林等影响血凝的药物。如果不能停止服用，应询问相关疾病的主治医生商议药物的剂量，指导患者术前服用。

告知患者术前 8h 禁食、禁水，并记录生命体征。患者进手术室时，条件允许的话，主治医生或助手在手术室微笑迎接患者，这有助于缓解患者的紧张情绪。

全麻后先用 1/100 000 肾上腺素和 1% 利多卡因混合液浸润麻醉，然后进行术区常规消毒、铺巾。

（三）手术方法

V-line 手术包括调整下颌角、下颌体的下颌骨成形术和颏部成形术。代表性的下颌成形术有长曲线截骨术和皮质截骨术，按照脸型与目的可以采用两种方法中的一种或者同时采用两种方法。颏部成形术包括颏部下缘切除术和 T 形切开颏部后，再去除颏联合部的方法 T 形截骨术，这两种方法均应用广泛，可按术者的喜好度选择应用。

1. 切开与剥离

在拉钩牵引口腔黏膜的状态下，用 10 号手术刀片切开第 3 磨牙与第 2 磨牙相应位置的颊部黏膜，切开距颊部黏膜与牙龈黏膜相接的凹陷 7～8mm 处颊部黏膜，以便术后缝合。刀刃的方向尽量避免血管丰富的颊侧，切开时也可用电刀，以减少出血。切开黏膜后继续切开骨膜，并用骨膜剥离器剥离软组织，必须剥离骨膜下才能避免肌肉的出血。剥离时为了避免损伤颏神经、下颌后静脉、面神经的下颌支、面动脉等下颌骨周围的血管和神经，最好用较钝的骨膜剥离器，手法要轻柔。术中为避免软组织被电锯割伤，应用拉钩适当地保护。用骨膜剥离器完成剥离后，用下颌缘骨膜剥离器及后缘骨膜剥离器分离附着于自下颌体下缘至下颌角后缘的肌肉组织，确保充分的视野。下颌骨手术时由于手术部位较窄、较深，用手术室的普通无影灯难以确保照明，使用头灯或带光源拉钩附带照明光缆，可获得较满意的视野。

2. 长曲线截骨术

该截骨术是锐化下颌角、调节下颌体下缘的倾斜度，并塑造自然的下颌曲线主要的手术方法。切开和剥离软组织后，用短头摆锯或毛边在骨表面上提前做出相应的标记。术中单纯直线切下颌角，会形成切除部位与下颌体之间的二次成角，并且可肉眼观察或触摸到，此时改善下颌体的倾斜度也存在难度。所以应从下颌后缘最凹陷部位稍下处开始向下颌体前部长而光滑地切除，使切除的骨片逐渐变薄，从而避免形成二次成角，并使下颌缘更加光滑（图5.9），因此，术者须有丰富的经验，对切骨线提前做出标记，有助于更理想地截骨。

用手触摸或用口腔镜确认是否做出正确的设计后，应用长头摆锯按照提前做出的标记全层截骨。自后向前进行截骨，可防止切骨线向下颌骨髁状突方向升高以及术者手腕部僵硬，而有助于稳定地握住摆锯手柄，以高转数震动摆锯，塑造更柔和的曲线。完成切骨后可发现游离骨片，如骨片未能完全游离，应再次确认切骨线的前端与后端是否正确截断，是否因摆锯头过途而未能完全

切断下颌骨内侧皮质。切骨后也能容易发现附着于下颌角内侧的肌纤维，因此，用器械咬住骨片的前端，并用骨膜剥离器分离附着于下颌角内侧的肌肉，可取出游离骨片。

3. 皮质截骨术

该手术是为了缩小正面观面部轮廓而切除下颌骨体部及下颌升支外侧皮质层的方法。按切除的量可用毛边磨掉、切除部分层皮质或全层皮质。切除全层皮质时，用毛边或铅笔在下颌升支的外表面标出下颌咬合面高度的水平切骨线，在下颌骨体部外表面标出垂直切骨线。连接此两条线的曲线设计在下颌骨外侧倾斜线稍外侧。按照设计的曲线利用电动来复锯的3～4mm尖端部单纯切除下颌骨外侧皮质层。如电锯过深达髓质，可损伤下牙槽神经，应引起注意。切除外侧皮质表面后，用骨凿嵌入外侧皮质与髓质之间进行截骨，去除外侧皮质，此时操作要轻柔仔细。学者们建议使用宽度为8mm的略弯骨凿，骨凿的尖端向外，仔细刮切外侧皮质层的内表面，进行操作时要密切观察外侧皮质的内表面，确认是否露出下牙槽神经，有助于减少神经损伤。下牙槽神经多数位于髓质内，但其走行也有可能位于近外侧皮质，应引起重视。

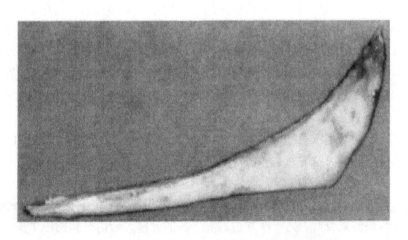

图5.9　长曲线截骨术切除的骨片模样，逐渐向颏部变薄。

长曲线截骨术后再行皮质截骨术，会容易分离外侧皮质的下缘，因此可减少手术难度。完成此两种手术后，用生理盐水冲洗术区，再用生理盐水纱布填充于剥离空间。

4. 颏部手术的切开与剥离

颏部黏膜牵引同下颌成形术，先注射1/100 000 肾上腺素与 1% 利多卡因的混合液，15min 后用 15 号刀片或电刀切开颏部黏膜。切口位于距下唇沟 5mm 处的下唇黏膜，长度为右下侧切牙与尖牙间隙至左侧的相同位置。切开口腔黏膜前先用亚甲蓝溶液在正中线做出标记，有助于最后缝合切口。切开黏膜后继续一次性切开颏肌与骨膜，以防颏肌切面不规则损伤。仔细剥离骨膜，使其与下颌骨成形术时剥离的空间相通。术中注意用拉钩保护颏神经，避免损伤，如应用拉钩过度牵引会造成颏神经的拉伤及口腔黏膜的撕裂，应引起重视。

5. 颏下缘截骨术

此手术是在对联合位置切除颏部下缘，并可获得所要求的下颌曲线，也可理解为长曲线截骨术的切骨线延长至颏部中央。与 T 形截骨术相比，上数块骨及固定钢板具有手术方法简单等优点。但要施行此手术，则比 T 形截骨术更有难度。完成剥离后，用铅笔在颏部标好正中线和截骨线，并确认颏部截骨线的倾斜度与下颌体长曲线截骨术的倾斜度是否自然，再用电动来复锯进行颏部下缘的切除。如颏部的左、右侧切骨部位在正中线相交，则导致颏部过度尖锐而不自然。因此，为了能获得更自然的外观，应保留颏部中央 5～7mm 的平坦部。

此手术可用两种方法进行。一种方法是行长曲线截骨术切除下颌角与下颌体的骨片后，再切颏部软组织，进行颏部骨切除，可切除获得两块游离骨片。另一种方法是下颌体的长截骨线与颏部的截骨线相连接，可切除获得一块游离骨片。第二种方法由于取骨片时容易严重拉伤颏神经，因此建议行第一种方法。

6. T 形截骨术

这种手术方法是把前颏骨切成 3 个骨段，把中间的骨片切除后，移动两侧的骨段使之聚集，缩小前颏的幅度。

在前颏的表面设计两个垂直截骨线和一个水平截骨线，这时两个垂直截骨线的位置应在下颌正中线的两侧并对称。此间距离因人而异，笔者是以 8～12mm 的宽度为基准，结合患者自身的要求来设计此间距离。

术中截骨顺序为先垂直截骨后进行水平截骨，截骨后出现 3 个骨段，为了去除中间的骨段，要充分剥离附着在骨段后面的颏舌骨肌和颏舌肌等肌肉。

将分割后剩下的两侧骨段向中间移动，使之在下颌正中线对齐后，在前颏的中央用有 4 个孔的 X 形微型金属板固定。固定后，若骨段的外侧与下颌骨没有紧密连接，在骨间隙部位加固定，使之紧密连接。

为了避免两侧骨段向中间移动后使颏的前面和侧面形成凹凸不平，在下颌体下缘和下颌角处截骨前必须设计切口线，严格按照此切口线进行截骨。下颌体和下颌角的截骨方法如同长曲线截骨术。

与前颏下缘切除术不一样的是，在 T 形截骨术中先做完前颏部手术以后，很多时候会进一步进行下颌成形术。在已经剥离完颏部的状态下，如果进一步剥离下颌体部和下颌角部位或行下颌成形术，会使支持颏部和下颌体切口之间的软组织力量下降，容易导致这一部位的黏膜和神经损伤，所以要特别注意。先剥离下颌体部，通过长曲线截骨术先切除下颌角到下颌体部大约中间点之间的骨骼，后切开颏部行 T 形截骨术，最后切除颏部和体部之间的骨骼，按上述顺序进行手术会大大降低黏膜和神经损伤的危险性。

7. 脸颊脂肪切除术

对于合并颊部肥大患者，切口闭合前，并行切除咀嚼肌（咬肌）前缘周围的脸颊脂肪，对减少整体的效果是很有帮助的。用组织剪从位于下颌骨体部头侧末端的切口处向头侧方向剥离的话，可见到脸颊颊脂垫，切开颊脂垫并切除脂肪。从周围组织中切除脂肪的时候用展开的方法而不是用切开的方法，以减少损伤周围血管。术者的这种方法并非适用于所有的患者，而是对需要减少脸颊脂肪的患者选择性地实行。

8. 伤口缝合和术后处理

同本章第十节。

第六章
颧骨颧弓肥大的整形治疗

第一节　面中部美学分析：诊断和手术计划

一、引言

在过去的 30 年中，已经有多种类型的颧骨降低术被报道，根据手术入路的创伤大小，主要方法可排列为：经口内或 Gillies 入路，附加或不附加耳前入路的微创颧弓缩小术；经口内和耳前入路的标准术式；损伤最大的冠状切口入路颧骨降低术。在这些方法中，当前的趋势主张采用经口内和耳前入路进行 L 形截骨和截骨后的颧骨复合体重建（以下称为"标准颧骨降低术"），能更有效地矫正颧骨突出。

总的来说，标准颧骨降低术是非常有效的，并且总体结果相当令人满意。然而，即使并不存在手术技术问题，仍可能有少数患者不满意，并要求通过更复杂的手术进一步改善。这是因为没有考虑到颧骨突出的程度和部位的个体差异、手术方法选用不当造成的。

由于所有患者的颧骨突度和形态都不一样，因此，为了满足患者的要求，需要根据颧骨突出的亚型，采用不同的方法。本章就颧骨突出的亚型及其相应的手术方法进行详细叙述。

二、患者咨询与评估

术前评估应包括之前的颧骨轮廓整形手术史，还有自体脂肪移植，填充物注射、假体如硅胶或 Medpor® 植入史。尤其是有脂肪或填充物注射史的患者，更容易出现面颊下垂。此外，应特别注意炎性疾病，如鼻窦炎和牙周病等，因为手术会加剧这些疾病，应在手术前治疗好。手术前应检查眼球的突出程度，因为其影响到下外侧眶缘突出的去骨量，特别是对于眼球内陷的患者，可能会矫正不足，应注意眼眶外侧缘去骨要足够充分。

三、术前分析

由于颧骨区复杂的三维曲度缺少明确的人体测量或头影测量标志，在某种程度上妨碍了其评估。颧点界定了最大颧骨间距（ZyGon-ZyGon），却与颧骨最突区（MMP区）不相对应。颧骨轮廓修整术不仅涉及颧骨区，还包括眶周区。如果我们能意识到这些关系，就可以避免犯错误。从 3 个基本的体位进行评估：正位、3/4 斜位和仰位。直接体格检查是评估患者的问题所在并制订手术计划的关键步骤。临床照片与放射学检查同样都是必要的，包括正位、侧位、额顶位和瓦氏位。CT 扫描与三维成像对评估颧骨复合体的形状也是必不可少的。

（一）正面评估

正面评估可以简化为肉眼观察面部前后两个平面，前平面由颞上线、眶外侧缘、颧突、面中部及颏部界定，后平面由头部轮廓线圈成。这两个平面的各种形态组合，定义出多种面部形态。在颧骨向外突出的情况下，连接颞部—颧骨—颊部—下颌角的轮廓线的弯曲度就会很大。颧骨体的体积和位置以及两颧骨间的宽度是需要考虑的关键变量。颧骨体的体积决定了手术过程中的骨切除量；颧骨体体积大，则颧骨体切除宽度较大。然而，过度切骨会形成平坦或塌陷外观。因此，必须保持颧骨体在前后和水平方向上的足够体积。颧骨体的位置要从两个方面测量，即其最外侧缘和最突部位。颧骨体的外侧缘要与颞部和颊部作为整体来观察。为了缩小面中部前部的宽度，应磨削颧骨的外侧缘，或将其向内移动。如果颧骨外缘的位置宽，应加大缩窄和内移的量，并结合截骨术。

最大颧突点（MMP）是颧骨复合体表面轮廓在 3/4 仰面位最突出的部位。如果采用磨削的方法缩小颧骨体部，或是截骨线位于 MMP 的外侧，最大颧突点并没有改变，而颧骨体的外侧缘变窄，就会产生不自然的、盒子形的颧骨。如前所述，颧骨降低术的目的不是切除突出骨，因此，恰当的突度和最大颧突点的位置才是术后结果的关键。手术医生要标记好最大颧突点，并决定把这一点在三维方向上移动到什么位置。向内侧移位和截骨的量与面前部宽度减小量密切相关。不同种族 MMP 的理想位置会有所不同。然而，下面列出了确定 MMP 理想位置的两种简单方法。

1. Hinderer 分析法

MMP 由两条线的交点确定，第一条线连接外眦和口角，第二条线连接鼻翼根和耳屏，新的位置在交叉线的外上象限。

2. Wilkinson 分析法

从外眦垂直向下到下颌下缘画线，MMP 位于从外眦到下颌角距离的上 1/3 处。

（二）3/4 斜位评估

颧突在与矢状面约成 34°角的斜位观看得最清楚。因此，可以识别 45°角时颧骨形态的几个亚单位，包括颧骨体和弓的凸度（突起的程度和位置）、眶缘与颧突之间的一条无名的半水平方向的沟（以下称为"眶颧沟"）和眶外下缘突起，以及 MMP（最大颧突点）的位置。

（三）颏顶位评估（仰曲观）

一般来说，亚洲面孔具有短面特征，眶下区较平坦。当从下方观察时，平坦的眶下区与外凸的颧弓成 90°角，看上去像方形的盒子。这种情况，面部显得扁平，也显得更宽。因此，需要改变颧骨体的形状和位置，把面中部塑造成饱满的形状，看起来更立体和年轻。这种角度有助于评估对称性，也有利于观察颧弓的形态。

（四）手术计划

1. 基本概念与对策

当评估好颧骨体的各种手术变量、测量好颧骨间宽度，就可以确定颧弓需要内推的量了，这是减少面后部宽度的关键。颧弓根部位于截骨线之后，是不能内推的，应仔细磨削，防止出现可见的台阶。如果颧弓内推过多，而颧骨体没有改变，就会造成平而方的脸型。为了避免这种结果发生，塑造出完美的面中部轮廓，颧骨体和颧弓的缩减应做到协调和均衡。

颧骨体的变量为：

（1）骨切除的量。

（2）内推的量。

（3）后移的量。

（4）上移或下移的量。

颧弓的变量是指颧弓内推的量，和后部关节结节区的骨磨除的量。

2.新观点与新对策：颧骨突出的分类与手术方法的选择

根据 3/4 斜位观察到的颧骨的几个亚单位，将颧骨突出分为 5 个亚型：

（1）类型 1：单纯颧弓突出。

（2）类型 2：颧骨体和颧弓均突出。

1）2A：眶颧沟下方部分突出。

2）2B：颧骨体宽且凸。

3）2C：颧骨合并眶缘突出（A，局限性；B，广泛性）。

（3）类型 3：扁而方的脸型。

颧骨各亚型的比率及其相应的手术方法如下：1～3 型共 6 组，分别为 1 型 16.2%、2A 型 16%、2B 型 34.4%、2C 型 30.6%、3 型 2.8%。将患者的颧骨归为 6 个亚型之一，然后考虑上述颧骨体和颧弓的关键变量来确定合适的手术方法。

相应的手术方法如下：

（1）类型 1：微创颧弓缩小术。

（2）类型 2：

1）2A：标准 L 形截骨术。

2）2B：高位 L 形截骨术。

3）2Ca：高位 L 形截骨加眶缘磨削术。

4）2Cb：高位 L 形截骨加三足截骨术。

（3）类型 3：前部小量截骨复位加前部增高。

（五）其他考虑因素

1.软组织因素

面部软组织是颧骨缩小的重要美学部分，术前及术中均应考虑到。如果患者皮肤薄而白皙、颊部脂肪少，骨骼手术后的变化就会明显，软组织下垂的概率小，此类患者最适宜做颧骨降低术。但有时能看到骨性台阶，特别是在眶周部位，并且由于皮肤薄，还可能触摸到钛板。手术医生尤其需要想办法使截骨线两侧的骨段平滑过渡。如果患者的面颊软组织丰富或皮肤较厚，则面颊下垂的风险高。应告知患者面颊下垂的可能性和适当的辅助措施，包括吸脂或提升术。由于颧骨区肥厚的肌肉脂肪组织会强化其突起，而使颧骨看起来更显凸出，因此，建议适当过度矫正。如果患者颧颊脂垫较厚，颧骨体部应该稍微过度矫正，以防止矫正不足。对于 35 岁以上的患者来说，面部软组织减少，皮肤开始下垂，颧突看起来更加明显，并在颊部和颞部造成凹陷沟槽，逐渐产生疲劳和衰老的外观。对于渴望具有年轻、柔和及富有女性气质的面部轮廓的中年女性，颧骨降低术是不错的选择。

2.面部不对称与均衡

应考虑面部的总体形状，包括下颌骨突出和面部长度。颧骨降低术可单独实施或与下颌骨缩小术联合进行。如果患者下颌骨突出，单独行颧骨降低术可能无法平衡两下颌角间和两颧骨间的宽度，建议联合行下颌骨缩小术。如果患者的脸长并伴有颧骨突出，颧骨间距的缩小，会使其过窄的长脸变为更窄的"黄瓜脸"，建议只行颧骨体后推术，而非颧骨体和颧弓的内推。在不对称情况下，应精确控制骨切除量，及外侧截骨段的后推和垂直方向移动的量。

四、讨论

对于颧骨突出的亚洲患者来说，成功的颧弓降低术至少有 4 个重点需要考虑。首先是对颧骨突出包括眶下区的亚型进行准确判定。术前要仔细全面地观察面部特征，充分地咨询讨论，来确定关于颧骨突出位置和程度的美学问题以及患者的需求和其心目中对美的概念，这一点很重要，评估应包括 4 个基本的摄影角度：正位、侧位、3/4 斜位和仰位。这些体位中，对 3/4 斜位的观察分析最为重要。第二是手术医生实施各种手术,特别是确定截骨位置的能力。例如,高位 L 截骨术,其内侧截骨线通常距眶外缘 4～7mm,似乎比标准 L 形截骨术更适合 2B 和 2C 型患者,是降低颧骨上部更有效的方法,尤其是在 3/4 斜位观察时效果更好。第三,在眶外缘凸出的情况下,很有必要经附加的结膜或睑缘下入路磨除眶缘隆突,否则,残留的眶外下缘隆突可能引起患者的抱怨。第四,评估被覆软组织在颧骨突出中所起的作用很重要。实际上有时骨骼存在不对称时,被覆的软组织可能补偿之。我们承认亚型之间有重叠,因为这些亚型很难清楚地区分,然而,本章中介绍的分类系统可以帮助整形医生评估颧骨形态,并根据患者的个人情况和愿望选择合适的手术计划或方法。

第二节 颧骨颧弓应用解剖学

一、颧骨颧弓形成的组织胚胎学基础

颧骨的发生发育,在胚胎时期是从面部各突起的分化以及各个突起间的相互联合开始形成。胚胎第 3 周,前脑的下端出现额鼻突,额鼻突的下方是下颌突,以后在下颌突的上缘分化出两个上颌芽,向上伸展形成上颌突。胚胎第 4 周末开始,额鼻突向下伸展至左、右上颌突之间,并在其末端分化出 3 个突起,即中间的中鼻突和两侧的侧鼻突。胚胎第 5 周,中鼻突迅速向下伸展超过两侧的侧鼻突,并在其末端分化出两个球状突起,称为球状突。随着胚胎的发育,各突起继续生长,并且相邻的突起间逐渐联合。胚胎的第 7～8 周,面部各突起完成联合,其中左、右上颌突形成颧弓,胎儿颜面部初具人的脸型。在胚胎第 8 周半到第 9 周时,已有明显的上颌突与颞突,额蝶突也开始形成。发育至 10 周时,出现眶突,此时颧骨已基本

形成。在生长过程中,骨皮质板外侧的增生和内侧的吸收,使骨板向外侧生长,相反则向内侧生长,因而其生长并非均匀一致地增大。由于骨的生长方式不同,为了维持骨在持续生长中的形态,便出现了骨的代偿性改建。骨的改建使其相应部位发生了变化。颧骨通过前缘的增生、后缘的吸收,其位置逐渐前移,使上颌突原为降支的部分变为颧弓骨体。

二、颧骨颧弓的解剖学特点

颧骨是最坚硬的面骨之一,左右对称,近似四边形,外凸内凹,分别与颞骨、额骨、上颌骨和蝶骨的颧突相连接,参与眼眶的外侧壁和底壁、上颌窦的顶壁、额凹和颧弓的构成,是颅骨与上颌骨之间的重要连接支架,对构成面颊部的外形具有重要的作用。

（一）颧骨的形态特征

颧骨由四边形的骨体组成,有 3 个面、4 个骨突和 5 个缘。

1. 3 个面

（1）前上面:构成眶外缘,光滑且凹陷。

（2）颞面:面向后内方,骨面凹陷,构成颞窝的前壁和颞下窝的前外侧壁。

（3）眶面:平滑凹向内侧,构成眶外下壁。

2. 4 个突

（1）额蝶突:较厚,呈锯齿状,上接额骨颧突,与额骨相连,构成眶外壁的一部分,后连蝶骨大翼。

（2）上颌突:宽大,与上颌骨的颧突相连,形成颧上颌缝,构成眶下缘及眶下壁的一部分。

（3）颞突:扁平,向后方突出,与颞骨额突相连,构成颧弓。侧面观呈三角形,三角形上边的颧弓上缘,有颞深筋膜的深浅两层附着;下边为颧弓下缘,有咬肌附着;顶

为颞突尖部，构成颧颞缝。缝隙的接触面积小，较为薄弱。

（4）眶下突：由颧骨上颌突上端连接眶下缘内侧并形成部分眶下壁。

3. 5个缘

（1）前上缘：构成眶外缘，光滑且凹陷。

（2）前下缘：接上颌骨，构成上颌窦的外侧壁。

（3）后上缘：构成颧弓上缘。

（4）舌下缘：构成颧弓下缘的一部分，厚而粗糙。

（5）舌内侧缘：呈锯齿状，构成眶外下壁。

（二）颧骨的结构特点

颧骨与上颌骨的连接处最宽，强度较大，形成对面中部的支持作用。与蝶骨的连接处较薄弱，与额骨连接处的强度介于上两者之间，而与颞骨颧突的连接最为薄弱。颧骨本身比较坚实，骨折较少发生在颧骨体，但与颞骨、额骨及上颌骨相连接的突起，受伤时易造成骨折。颧骨骨折时，骨折线常发生在颧弓、眶外缘、眶下缘、眶底和上颌突窦前外侧壁，额面部严重损伤时常发生颧骨与上颌骨复合性骨折，甚至波及颅底。

由于颧骨有强大的咀嚼肌附着，因此，颧骨、颧弓截骨术后如固定不当，或咬肌过早地进行咀嚼运动可以使截断的骨块下移，导致面中下部软组织松垂。

第三节 颧骨颧弓肥大的测量与诊断

一、测量方法

（一）面部线性测量

以两侧颧骨额突根部的外侧缘与眶下缘连线交点之间的水平距离（ZFIM）表示两侧颧骨体外侧的宽度。以两侧颧弓最高点之

间的距离表示颧弓宽度（ZAW），也就是面中 1/3 的宽度。以两侧额骨颧突外侧缘与眶上缘连线交点之间的距离（FMSM）表示面上 1/3 的宽度。颧突的前后径突度，用外耳道中点至颧突最高点的直线距离（EM）表示；外耳道前壁至颧突最高点及鼻根点交角（AMN 角），这两个指标分别反应颧突的突度。

（二）X 线片投影测量

摄头颅正侧位 X 线片，在正位 X 线片上测量双侧颧骨体外侧宽度、颧弓宽度和面上 1/3 的宽度，在侧位 X 线片上测量颧突的高度和 AMN 角度。

（三）三维 CT 测量

患者术前摄面中 1/3 的三维 CT 片，在重组的颧骨颧弓影像中测量颧骨颧弓的大小和宽度。

二、计算面形宽度比值

根据面部线性测量数值，以及面部包括软组织在内的面部形态，测算面上 1/3 宽度与面中 1/3 宽度之比，即可获得面部软组织的宽度比值。为了确定真实的颧骨颧弓大小和宽度，摄头颅正侧位定位 X 线片，进行投影测量，以获得 FMSM、ZAW、ZFIM、EM、AMN 角的骨性数值，运用公式计算出国人软组织面宽及骨性面形宽度比值：

软组织面形宽度比值：$\dfrac{\text{面上 1/3 的宽度}}{\text{面中 1/3 的宽度}} = \dfrac{10.08}{13.51} = 0.75$

骨性面形宽度比值：$\dfrac{\text{FMSM 的距离}}{\text{ZAM 的宽度}} = \dfrac{9.89}{12.99} = 0.76$

三、颧骨颧弓肥大的诊断标准

受种族、地域、文化等影响，目前颧骨颧弓肥大的诊断也尚无统一标准。祁佐良等提出颧骨颧弓肥大的诊断标准为：

（1）面形宽度比值为 0.75。

（2）骨性面形宽度比值为 0.76。陈小平等研究得出判定颧骨复合体肥大的诊断标准的 4 项指标：下面宽、下面宽与中面宽之比、颧突距和中面宽。下面宽与中面宽之比是临床诊断颧骨复合体肥大的敏感指标，下面宽与中面宽之比过小，下面宽正常，表明有颧骨复合体肥大。颧突距代表颧骨体在侧位上的高度，颧突距过大，是颧骨复合体肥大最直接和最客观的证据之一。面中部宽度异常为颧弓突出所致，是颧骨复合体肥大面形的主要表现。

（一）面形宽度比值

面形宽度比值：10.08/13.51＝0.75

（二）骨性面形宽度比值

祁佐良等测量正常女性的骨性面形宽度比值：FMSM 的距离/ZAW 的宽度＝9.89/12.99＝0.76。艾玉峰等将颧骨颧弓肥大的标准分为 3 级：

1. 轻度肥大

面上部与面中部骨性面宽比值为 0.7 ± 0.03。

2. 中度肥大

面上部与面中部骨性面宽比值为 0.65 ± 0.03。

3. 重度肥大

面上部与面中部骨性面宽比值为 0.6 ± 0.03。

软组织面形宽度比值、面形宽度比值和骨性面形宽度比值都是相对数值，当测得值小于正常范围时，可能是颧骨颧弓肥大，也可能是 FMSM 过于狭窄造成的，在此基础上要参考 FMSM、ZAW、ZFIM 的绝对值，FMSM 在正常范围内，ZFIW 或 ZAM 任何一项大于正常范围都可以诊断为颧骨颧弓肥大；FMSM 小于正常范围时，ZFIM 和（或）ZAW 小于或等于正常范围不能诊断为颧骨颧弓肥大，说明面上 1/3 或 FMSM 狭窄；当 FMSM 等于和（或）大于正常范围时，ZFIM、ZAM 在正常范围内，是正常面形，而 ZFIM 和（或）ZAW 任何一项大于正常范围都可以诊断为颧骨颧弓肥大。AMN 代表颧突的高度，EM 表示颧突矢状位的突度。当 AMN 小于正常范围时，EM 大于或等于正常范围均可以考虑颧突过高；相反，不能诊断为颧突过高。

第四节　颧骨颧弓降低术的术前准备

一、病史采集

术前询问患者的既往史、月经史、个人史、药物过敏史等。

二、术前检查

（1）常规检查。血、尿、便常规检查，血生化检查，肝功能、肾功能及心肺功能检查。

（2）心电图、超声检查。

（3）X 线正位片、颌底位侧位片、CT、三维 CT 等检查。

三、术前沟通交流

了解受术者的手术目的和要求，讲解手术方案、预后结果及可能出现的并发症，向受术者本人及其家属交代术前 1～2 周停止应用抗凝类药物，术前 6～8h 禁止进食、饮水等要求，并强调术后注意事项。

第五节　颧骨颧弓降低术的手术治疗原则

一、手术设计要遵循美学测量原则

根据求美者要求，并结合国人的美学标准及局部具体形态、性别、年龄等情况，精确计算颧骨颧弓的截骨宽度及所降低的高度。面上部及面下部的宽度将直接影响颧骨颧弓降低的设计，如果额部较宽大，面上部的宽度大于正常值，按常规将颧骨降低后会使面中部显得变窄，缺乏优美的面中部曲线，会影响容貌美。如果面下部较宽大于正常值，降低颧骨颧弓后会使面形呈方形甚至梯形，故此须同时进行下颌角截骨缩窄下面宽才可获得理想效果。

二、形态与功能兼顾

颧骨降低过度可能影响下颌骨冠突活动面致张口受限，颧弓外侧端截骨线太靠近颌关节也会造成颞颌关节损伤。

三、面中部、面下部均肥大时可与下颌角截骨术联合进行

对于明显的方形面形，颧骨下颌角联合截骨能收到明显的术后效果。如果不将肥大的下颌角截除，面中部即不可以缩窄太多。

四、制订完善的手术方案

术前认真讨论治疗计划，拟订完整的手术方案及围术期准备，术前制订周密的治疗计划是保证手术成功的关键，方案越完善，术中、术后出现问题的概率越低。

五、严格掌握手术适应证

对有全身性疾病及精神、心理状态存在问题者不可做手术。如对于血压偏高者建议先服用降压药将血压控制稳定后再手术，如血糖较高，则要采取降糖措施，待血糖控制在正常水平方能手术。

六、掌握手术时机

在月经期内及月经前后 3d 内以及服用抗凝及活血化瘀类药物期内禁忌手术，对未成年和老年人不宜做此类手术。

七、手术安全

手术第一重要的是安全，术中尽量减少失血量，手术在全麻下进行。术前准备充分，术后要重视监护及护理。要求术者技术要熟练，要有扎实的基本功，还要有麻醉、护理等素质良好的医疗团队；要求手术器械、设备、麻醉机、电刀等器材精良，要有随时应用的急救器材和药物。具备输血条件或有备份的输血医院作为协作医院，遇有需输血抢救病例，可确保在最短时间内给予输血。

八、无创、微创、无痛、并发症少

微创是面部轮廓整形美容手术应该遵循的基本原则，只有创伤小、损伤轻，才能保证恢复快，并发症少，微创对受术者的精神创伤也小，可减少受术者对手术的恐惧感。无痛是每个求美者都非常关心的问题，无完善的无痛效果术后会留下痛苦的印象，有很多求美者因为惧怕疼痛而不敢接受手术。减少并发症是每个美容外科医生不断追求的目标，做好充分准备，减少盲目性，认真做好每一个环节是减少并发症的必要前提。

第六节　颧骨颧弓肥大的手术方法

颧骨颧弓肥大的手术方法，主要是根据颧骨的前突和颧弓的侧突两个主要的不同状态决定手术的方法，如以颧骨前突为主，则采取降低颧骨为主；如以颧弓侧突为主，则采取缩窄颧弓为主；如同时伴有下面部宽、下颌角肥大者，则可考虑颧骨降低及下颌角截骨同时进行。

一、按手术方式分

（1）L形截骨颧骨降低术。

（2）弧形斜面截骨颧骨降低术。

（3）微切口颧骨颧弓内侧壁截骨降低术。

（4）颧骨磨骨降低术。

（5）颧骨外板凿除降低。

二、按手术入路分

（1）口内入路。

（2）口外入路：①冠状切口颧骨颧弓降低术；②颞部切口；③耳前切口。

（3）微切口入路：①口内微切口；②口外微切口。

第七节　颧骨颧弓截骨的定位设计

颧骨颧弓手术的定位设计对手术的成功起着很重要的作用：手术方案的选择和设计是根据颧骨颧弓肥大高低的程度来确定的，而颧骨和颧弓两者影响面中部的形态主要表现在颧骨向前外侧突出，而颧弓主要表现为向侧方突出。所以，设计手术方案时可以根据这两者突出于不同方向的特点来决定是以减轻前突为主还是缩窄减少侧突为主。

一、缩窄面宽的设计方法

通过三维 CT 或 X 线片测算出应降低颧骨的高度或缩窄颧弓宽度的数据，通过头颅 X 线正位片测量头颅骨性上面宽与中面宽的比值。计算截骨宽度公式：

实际测得面宽－标准面宽＝应缩窄面形宽度

实际骨性面宽－标准骨性面宽＝应截除骨块宽度

二、截骨线设计

（一）颧骨前突降低截骨设计

颧骨内侧缘弧形斜面截骨的优点是，截除多余的骨块后，两断端的断面可搭接在一起，不致因截除骨块后颧骨块长度不足而向深面颞窝陷落，造成局部凹陷；还可以防止

去除截骨块后对位不好，形成骨不连接或截骨线位置有条形凹陷。

（二）颧骨颧弓宽大截骨设计

颧骨颧弓内板多线截骨柳枝样内收骨折降低颧弓，微创口内切口。颧骨颧弓内板截骨降低缩窄术的最大优点是创伤小、手术时间短、术后反应轻、恢复快、无须固定。

（三）颧骨颧弓肥大截骨设计

1. L 形截骨

可以将前突的颧骨降低，同时可以内收侧突的颧弓。L 形截骨最大的优点是两截骨断端的断面可以紧密地嵌合在一起，其近端截骨断端"L"的短臂处截骨面形成一个自然的平台，用于支撑固定截断的颧骨体，可起到防止骨块向下滑动，导致面中部松垂的并发症。

2. 直线截骨

颧骨颧弓降低缩窄截骨线体表设计。首先，将颧骨颧弓的轮廓投影在体表，准确地描绘出，用画线笔标记出截骨线连体表投影。直线截骨的优点是截骨操作简单，两断端整齐，便于将截断的颧骨体复位固定。

三、手术方案的选择与设计

对于颧骨颧弓降低缩窄的各种不同的手术方案选择和设计，是由诊断和受术者的具体情况，结合医生的手术经验和设备器材设置情况而决定的。

（一）口内、口外切口的选择

1. 口内切口

其切口与截骨部位较近，切口较隐蔽是其优点，但手术视野受到了很大的限制，甚至部分操作需要在盲视下进行。

2. 口外切口

如颞部切口、冠状切口可以与颞部额部除皱术同时进行，显露手术野较充分，但切口比较大，剥离范围较广泛。

3. 耳前切口

入路对于以颧弓向外突出为主的案例较适用。但耳前可遗留切口痕迹。

4. 耳后切口

切口较隐蔽，截骨线与切口平行截骨较容易，方法易掌握，但术后耳后可遗留瘢痕。

（二）截骨降低或磨骨降低颧骨

1. 截骨降低

对截骨区域的剥离范围较小，颧骨颧弓均可适用。

2. 磨骨降低

磨骨比截骨对设备的要求比较简单，磨骨仅需有磨钻即可施行手术，但磨骨的剥离范围较大。磨骨对颧弓宽大者应用受限，因颧弓中段比较薄，磨骨少了对缩窄的效果不明显，磨骨多时可以形成骨缺损。

第八节　口内入路颧骨颧弓截骨降低缩窄术

颧骨降低颧弓缩窄术在临床上是较常见的面部轮廓整形美容手术之一，可改善面中部及面形整体的轮廓美。该手术对缩窄面中部宽度、降低颧骨体的前突，可以达到立竿见影的效果。但由于此类手术需要对整形面部轮廓的骨性支架结构进行改形，故对医生的要求以及医院内的设备及手术器材的要求都比较高。口内入路是 Onizuka 于 1983 年报道的颧骨降低方法，其优点是切口隐蔽，截骨位置距切口最近，切口出血较少，创伤较冠状切口小；缺点是手术野小，操作会受到一定的限制。口内切口是颧骨降低应用最多的入路之一。在口内入路颧骨截骨术中，颧弓亦可采用口外鬓角发际内的小切口，用窄骨凿将其在基部凿断骨外板造成青

枝骨折。

一、适应证

（1）身体健康，无较严重的全身性心、肺、肝、肾、神经、内分泌及血液系统疾病。

（2）颧骨肥大前突，颧弓向外突出，面形呈菱形。

（3）成年男女，女性不在月经期内。

二、手术设计

（1）在面部颧骨颧弓位置体表描绘出颧骨颧弓的投影形态，并标记出眶下孔位置。

（2）标记出颧骨颧弓截骨的体表投影线。

（3）在 X 线片或三维 CT 上标记出颧骨截骨的截骨线及截骨宽度。

三、手术方法

（一）麻醉

经鼻腔气管插管，全身麻醉。

（二）切开

在两侧上颌尖牙到第 1 磨牙的前庭沟处切开黏膜及骨膜。

（三）剥离

用骨膜剥离器沿体表标记截骨线方向，在骨膜下沿上颌牙槽嵴前缘及上颌窦前壁外侧向上、后剥离，注意保护剥离腔隙内侧处眶下神经，充分暴露颧骨外侧面及颧弓前端。剥离可在光导纤维拉钩照明引导下进行，使手术野暴露充分，显露手术野时应尽量减少剥离颧骨下缘颧大肌和咬肌的附着点，否则容易造成颊部下垂。剥离范围以容下拉钩及来复锯即可。而后用剥离子在颧骨上颌突与上颌骨结合部位，向颧骨内侧面沿截骨线方向紧贴内侧骨面向上剥离至颧骨蝶额突颞突交界处上方。

（四）截骨

暴露颧骨外侧面后在上颌颧牙槽嵴上

端用较窄的略内弯的骨膜剥离器斜向后上方剥离颧骨弓内表面骨膜，显露颧骨颧弓内侧骨面。

1. 直线截骨

从颧骨上缘颧骨颞突根部开始，斜向前下方到颧颌缝下端前内侧 5mm 处，用来复锯截断颞突根部，然后在此截骨线后方约 0.5cm 处平行做第二条截骨线，去除其间的骨块。其颧弓远端可在切口锯开骨外板，亦可用小切口窄骨凿自鬓角发际内进入，将颧弓外板凿断，用手按压颧骨游离端，使颧线性造成青枝骨折。此时可见颧弓前端游离，且有一定的活动度。将颧弓内收，用钛板或钢丝固定结扎，从而缩小颧骨颧弓。注意，截骨时锯片不能垂直于骨面，锯齿应略向后外倾斜，使截骨断面与截骨线前方的颧骨外侧面成钝角关系。检查双侧外形对称，缝合黏骨膜。

2. 弧形斜面截骨

由于直线截骨去除截断骨块后，截骨断端呈悬空无支撑状，故必须用钢丝结扎或微型钢板螺钉固定，才可使截断颧骨不会向颧窝陷落。所以，笔者将截骨线改为弧形斜面截骨，既可以达到降低颧骨颧弓的目的，又可使近端的斜形截骨面对离断的颧骨块起到支撑作用。截骨宽度在 5～8mm，可以不用较强的固定，骨块不会陷落。

3. L 形截骨

其 L 形截骨线的长臂起自颧骨蝶额基部与颞突连接处表面，斜向前下方的上颌突方向，在距颧骨上颌突基部下缘 1～1.5cm 处垂直折向颧骨外下缘与颧弓的起始连接处，此为 L 形截骨的短臂截骨线。截骨宽度为 4～8mm 不等。先用来复锯将 L 形截骨线长臂的两条并行截骨线自外侧壁向内侧壁锯透，而后将锯片翻转，自颧骨下缘内侧开始，向内上方锯透 L 形的短臂截骨线，完整取出截下的 L 形骨块。在颞骨结节前方锯断

颧弓后部，此时颧骨体已完全呈游离状态。

（五）固定

将骨块向内侧移动，使呈直角的断面准确地嵌入近端正 L 形断面，形成稳定结合，用钢丝或微型钢板螺钉固定。

用持骨掛将断离的颧骨体拉至近端截骨面，检查结合较紧密后，用画线笔在断端两侧拉对的位置上标出钻孔位置，钻孔位点不可离边缘太近，否则易豁开，亦不可距断缘太远，否则不便打孔，尤其断端上颌缘处只能在打孔时尽量倾斜，钻头角度从外板钻向断面穿出，用细钢丝结扎或微型钢板螺丝钉固定。

对于弧形斜面截骨，由于剥离范围小，断端深面可有支撑，可以选用 4 号丝线或 3-0 可吸收线将两骨断端钻孔后结扎固定在一起。如截骨量较小，剥离很局限，则不用结扎固定也不会发生移位。

无论用何种方法截骨，在结扎固定或微型钢板螺钉固定时均可以将离断的骨块向上提升 2mm 左右，如此可减少颧骨降低后的面部松垂。

第九节　口内入路磨骨法颧骨降低术

对于单纯的颧骨前突者，采用简单的颧突高出部分磨削降低也会收到较好的效果，但对于颧骨颧弓突出均较明显时，采用磨骨法，其效果会受到一定的影响，尤其对颧弓侧突明显者应慎用或不用。

一、适应证

同本章第八节。

二、手术设计

对于颧骨前突的程度和范围，在术前应在局部用等高线标记法将颧骨前突的突度和范围标记出来，以利于磨骨时参考。

三、手术方法

（一）麻醉

手术在全身麻醉加局部浸润麻醉下进行。

（二）切口

选第 1、第 2 前磨牙处齿龈沟切开黏膜、黏膜下组织达骨膜，切口长 2.5cm 左右。

（三）剥离

用骨膜剥离器在骨膜下剥离，由于磨骨范围较广，所以整个颧骨及部分颧弓表面均需在骨膜下剥离，并予以显露，剥离近眶下孔处时要注意对眶下神经给予保护。剥离颧大肌及咬肌附着点时要尽量保守，剥离太多会导致面颊部松垂。

（四）磨骨

用磨钻逐层磨削颧骨及颧弓根部外侧面骨质，以缩小颧骨和颧弓外径。上颌骨颧牙槽嵴上端常常需要同时磨削。值得注意的是，颧弓中段骨质较薄，最薄部位仅有 2～3mm，其下缘、眶缘及颧颌缝至其后 1cm 处可较多削除骨质；而颧弓中段不可磨除太多，否则易造成骨缺损。此部分也往往是颧骨外形最突出部分，其他部分不宜过多磨削，以免造成骨折。磨削时要小心保护眶下神经，不可被磨头损伤或卷入高速旋转的磨头内，造成撕脱断裂。一侧磨削完成后，反复用生理盐水冲洗磨削骨面及剥离腔隙，以冲洗脱落的粉状骨屑。暂不关闭切口，待对侧术毕，检查外形是否对称，满意后再缝合黏骨膜。术后无须引流，加压包扎 3d，术后应用抗生素 3～5d。操作过程中有时会造成上颌窦外露，一般不会造成严重的并发症，术前 CT 检查明确上颌窦前壁的厚度有助于防止上颌窦外露的发生。除用磨钻外，也可以用小的骨凿将颧骨体凿除、削薄。

（五）包扎

缝合黏膜切口后适当加压包扎。

第十节　冠状切口颧骨颧弓缩小术

一、概述

自 1984 年 Onizuka 等介绍了从口腔入路的颧部整形手术以来，许多学者均采用此种方法。然而，从口腔进入有一些明显的不足之处，如暴露困难、颊部松垂、难以保证两侧对称，以及在颧弓部位难以达到充分缩小等。SeMinBaek 在 1984 年提出了一种新的手术方法——口内外结合的颧骨截骨术，口内入路用来对颧骨体截骨，并将已松动颧部重新定位及做骨固定。口外侧只是为了将颧弓截断，后来又提出了经冠状切口颧骨颧弓降低缩小的方法，并介绍了一些在颧部整形方面的实用手术技术及处理要点。与以上提及的技术相比，此方法有如下优点：

（1）按照通常精确预测切骨术及切除的适当骨量，能精确地获得预期的颧骨缩小。

（2）在直视下进行手术能较易保持两侧对称。

（3）手术不仅能减少颧部的突起，而且能使它处于一个更恰当的位置。

（4）手术不会损坏颧骨体的自然弧度与外形。

（5）手术后面颊无松垂现象，这是由于在手术中已将面部软组织重新提紧。

（6）在手术时可以同时进行前额眉部及颞部的提紧术或骨膜下前额除皱术。但由于切口范围较大，故存在着出血较多、手术时间较长等缺点。

对于单纯颧骨颧弓降低缩窄，不必进行

额颞部除皱时，为缩短切口亦可以仅采用双侧颞部切口完成该手术。

二、适应证

身体健康，无全身性严重疾病；无心理疾病；面上部与面中部比例失调；面中部宽大、颧骨颧弓突出者。

三、术前准备

（1）认真与求美者沟通，了解其手术要求及手术目的，向其介绍手术过程及手术后效果和可能出现的并发症，详尽地告知术前、术后需要求美者配合的每个环节，签署手术同意书。

（2）详细进行全面的身体检查及各项脏器功能检查。

（3）拍三维 CT、X 线片以测量计算颧骨或颧弓缩小的幅度。

（4）术前 24h 起静脉应用抗生素。

（5）冠状切口的头发准备。术前 3d 每日洗头一次，手术当天用 1∶1000 苯扎溴铵洗头，剪除冠状切口线上的头发 1.5～2cm 宽。切口两侧的头发编辫结扎。

四、手术方法

（一）麻醉

手术在气管插管全身麻醉加局部浸润麻醉下进行。

（二）切开

沿设计切口自一侧耳轮上脚到对侧耳轮上脚一次切开头皮帽状腱膜达骨膜下，切缘两侧用头皮止血夹止血。

（三）剥离

在帽状腱膜下层及颞深筋膜浅层用剥离器剥离后，将头皮向面部翻下，到达额肌深面后，可进入骨膜下剥离。两侧到颞嵴后，在骨膜下沿眶外侧壁外侧骨膜下向下方颧骨蝶额突剥离，再向下方达颧骨体部及颧骨上颌突边缘。在颞深筋膜浅面向上剥离至颧弓上缘，显露颧骨体部截骨线及颧弓远端截骨线。额部在骨膜下剥离至眶上缘。除了截骨线部位外，颧大肌及兄弟肌附着点尽量保留不要剥离，以免造成面颊部松垂。

（四）截骨

在颧骨内侧与外侧颞部进行颧骨截断就能游离整个颧骨体。游离了这块颧骨体，就能调整和改变颧突的位置。内侧截骨点在上颌切迹处，离颧颌缝下端内侧 5～8mm，然后直向上方，止于近颧额缝合部位，保留好眶外侧缘的完整。用来复锯截骨，并用拉钩保护周围软组织（图 6.1）。在内侧截骨时，可能会打开上颌窦，颞侧的颧骨截断在颧骨结节处进行，切开时使用一片小的来复锯，从后斜向前方进行截断。

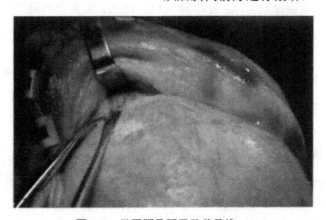

图 6.1 显露颧骨颧弓及截骨线。

（五）固定

将截断的颧骨体完全游离后，按原设计向内、向上和（或）向后移位，用微型钢板或骨间钢丝结扎固定。

（六）缝合

缝合前对于同时行额颞部除皱者，眶上1.5cm上的额肌可完整切除1.5cm宽的一条肌肉。切除时注意保护双侧眶上神经及滑车上神经。同时，部分切除眉间皱眉肌、降眉肌，分层缝合帽状腱膜及头皮。适当加压包扎。

第十一节　颧骨颧弓扩展术

在临床上除了颧骨颧弓肥大所致的面中部宽大外，亦可见到由于颧骨颧弓发育不良所致的面中部狭窄。在治疗上除了用人工材料自体骨、自体肋软骨用于填充垫高外，亦可采用颧骨颧弓截骨后向外扩展，达到扩展中面部的目的。

一、适应证

面中部狭小、颧骨低平而全身健康，无严重全身性疾病者。

二、术前准备

（1）了解病史、家族史及个人史。

（2）术前做好全身体格检查。如实验室检查、X线片及三维CT等，了解颧骨颧弓的骨性情况、需增高的颧骨高度及颧弓宽度。

（3）术前与患者沟通，介绍手术方法，让患者了解手术可能出现的并发症。

（4）签署手术同意书，术前照相。

三、手术方法

（一）麻醉

手术在局部麻醉或全身麻醉下进行。

（二）切口

采用口内切口，于上颌齿龈沟第1～2磨牙处切开黏膜及黏膜下组织达骨膜。

（三）剥离

用骨膜剥离器在骨膜下剥离，向上剥离至颧骨蝶额突眶外侧缘，向外剥至颧弓起始部。剥离内侧时注意勿损伤眶下神经。

（四）固定

在上颌骨外侧下缘切迹与紧贴颧额缝的眶外侧缘切迹之间用来复锯做直线截骨，截骨后眶外侧颧骨部分向外侧移动，使面部轮廓与健侧对称。截骨移位后的骨间缝隙采用植骨或羟磷灰石块填充，并用微型钢板和螺丝钉加以固定。如果需要进一步垫高颧部，可截取部分颅骨外板骨片嵌植于扩展后的间隙内，或代替微型钢板横架于截骨线间隙上两端，用螺钉固定架于颧骨之上，可使面部轮廓得到进一步改善。

第十二节　微创截骨颧骨颧弓降低术

微创法颧骨颧弓降低术（又称颧骨颧弓内侧截骨降低术）是采用经口腔内约0.5cm的切口，利用针对颧骨颧弓的微动力颌面器械，用于降低颧骨、内收颧弓，来达到缩窄中面部、改变脸型的目的。研究发现，对于面中1/3宽大的东方人而言，90%以上是侧面宽大（颧弓宽大），而非正面高（高颧骨），而面部正面的最高点也是颧骨的最高点。面颊部，尤其是鼻唇沟区软组织的肌肉，附着于颧骨上方。如果手术时破坏了颧骨上肌肉的附着点（磨削法），面部软组织失去了支撑，必然导致面颊下垂、鼻唇沟加深；并且颧骨最高点磨低后，面部正面变得扁平，缺乏立体感，所以在颧骨降低时应该侧重于外下侧，保留前上方不做磨削。颧弓位于颧骨的后侧面，骨质总厚约3mm，在颧骨颧弓的下方和后方附着咬肌的起点。手术时骨膜及肌肉附着处剥离过多，颧骨、颧弓磨削过度，术后固定不佳，均可导致面部软组织下垂。

一、手术原理

手术首先要能形成颧弓内收，其次是达到稳定的效果。

中面部骨性宽大的处理，主要是内收颧弓，其次是适量降低颧骨。颧骨的内收目前有两种方法：截断颧骨颧弓交界处，再凿断或锯开颧弓的远侧，然后内收颧弓并固定，可以用钛板，也可以用线固定；只截断颧骨颧弓交界处，但不切断颧弓的远侧，仅将内侧骨皮质截断，而后强力压迫颧弓形成的支撑骨折使之内收，并通过钛板固定。

对于固定，笔者通过多年的临床经验发现，如果不做大范围软组织剥离，并且颧弓远侧也是断开呈游离状态时，可以通过 3-0 可吸收线（多股），将游离端颧弓前下方骨膜及剥离后呈游离状态的咬肌多层缝合，然后牵拉向上内方与颧骨或骨膜肌肉做固定，即可达到非常稳定的固定效果，同时可以防止软组织下垂。也就是说，直线截骨时，即使不用钛板，而只用缝线固定，一样能达到良好的稳定效果，说明颧骨颧弓离断时，只要不做大范围的剥离，其组织移位较小，对固定的要求不会很高，后期周边组织对骨的固定影响也比较小。

二、器械的要求

由于微创手术全程为盲视操作，所以要求器械对周边组织，尤其是对血管、神经的影响必须达到最小。利用韩国的 EZ-cont 颌面微创动力系统基本可以达到此效果。微动力产生的来复锯和锉的振动幅度<4mm，对肌肉的牵拉扩张力<0.3mm，并且锯片有一定的厚度，可减少锐性对周围组织的损伤。

微创法颧骨颧弓降低术就是截断颧弓的内侧骨皮质，达颧骨颧弓全厚的 2/3，而后，在颧骨颧弓表面略施按压，即可对另一侧形成青枝骨折，然后使颧弓内收。通过下面 3 个方面来达到稳定的术后效果：

（1）损伤小，不做大范围的剥离。由于尽可能保持了表面骨膜的完整性，对外侧颧弓的下陷起到预防作用。

（2）截骨线细窄，颧弓内收时两断骨面能贴合，也可以防止颧弓下陷。

（3）只做单侧的离断，另一侧只形成青枝骨折，保证了颧弓不会上下移位。

三、手术步骤

（一）截骨线设计

首先在面部体表用画线笔标出眶外侧壁外缘及颧骨颧弓上缘及颧骨颧弓下缘，并在颧骨内侧壁与上颌骨外壁上端及眶外侧壁外面及形成的颧骨内侧隧洞的内侧缘体表标记第一条截骨线；在第一条截骨线的外侧 2～3mm 处标记出与第一条线平行的第二条截骨线；于颧骨颧弓隧洞外侧距离颞颌关节 1.5cm 处体表标记出第三条截骨线。

（二）切口及剥离

口角平面，在距上唇齿龈沟 1.5cm 的颊黏膜处（距离稍远处，黏膜有一定的移动度，便于手术操作）用尖刀在黏膜上切开约 0.5cm 的微小切口，用专用的剥离子贴着上颌角外侧骨膜下前行，在颧骨、颧弓交界处骨下方做较大范围的剥离，剥离范围包括第 1、第 2 两条截骨线；在距内侧切口外 1.5～2cm 处及颊龈黏膜处切一个 0.5cm 大小的切口，插入远侧颧弓的骨下方（颧弓与颅骨交界处），剥离后插入配套的保护套管，作为导向引入锯片。

（三）截骨

微创法截骨分为两种情况。

（1）绝大部分求美者表现为颧弓前方突出，故需要将颧骨颧弓交界处内侧壁的两条截骨线从内侧断颧骨厚度的 2/3 保留其外侧皮质下完全离断截断，将锯片引导至远侧颧弓内侧壁处，按设计截骨线将内侧皮质锯开至颧弓外侧骨皮质深面，颧弓远侧形成青枝骨折。在截骨过程中用手在颧弓锯骨处紧压皮肤，通过手感应锯片的位置。由于颧弓横断面上方（外侧面）呈弓形，也就是说，颧弓中央线处骨质最厚，所以锯片自内向外逐渐锯开颧弓时，会首选从颧弓的上方感觉到锯片的位置，控制好保留部分骨质不锯断。同法锯 2～3 条锯口（图 6.2）。亦可通过剥离子及套管引导，将锯片移至颧骨颧弓交界处第一条截骨线下方，完全锯断此处颧弓（图 6.3），然后用手强力压迫断骨处，使远侧的颧弓发生青枝骨折，从而使近侧的颧弓内收。仔细观察，反复触摸，如果存在有颧骨偏高处，或有台阶感时用微型锉降低或锉平。

（2）另外一种情况就是颧骨颧弓前方接近正常，但远侧（耳前）的颧弓外突很明显。此时，可反向设计，将远侧的颧弓完全锯断，颧骨颧弓交界处第 1 条及第 2 条截骨线做不同程度的不完全锯断，保留上方部分骨质；如果颧骨颧弓结合部位突出不明显，亦可行颧骨外侧壁完全截骨，保留下方内侧壁部分骨质，然后压迫远侧颧弓使之内收，以达到目的。此种情况时颧弓稳定性极好。

截骨后伤口反复冲洗，放置引流管，加压包扎，术毕。

（四）术后效果及并发症

由于此方法创伤比较小，恢复比较快。术后 3 个月内注意不要强力压迫颧弓处。手术效果非常明显，X 线片也显示颧弓内收效果显著。

此手术由于技术要求比较高，在不熟练的情况下有可能出现两种情况。

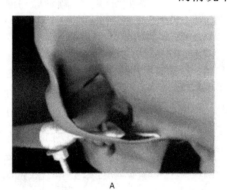
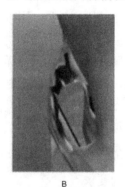

图 6.2 颧弓远侧的锯开方法。

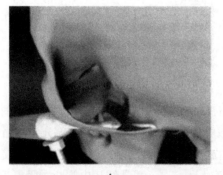
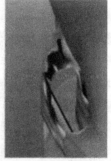

图 6.3 颧弓近侧的锯开方法。

1. 肿胀

主要原因是术者对器械不熟悉，由于此动力系统中有冲洗与负压两套装置，如果冲洗液压力过大，就会引起组织的肿胀；如果负压吸引过大，也会引起周边组织的损伤。其他原因如手术操作不熟练，对组织的创伤大、导致血肿等。

2. 截骨处的凹陷

这是微创法手术最有可能出现的并发症，其产生的原因主要有以下几个方面：

（1）剥离范围大，尤其对断骨处浅层骨膜的损伤大，导致断骨后两边骨膜已完全离断，失去了对游离颧弓的下陷限制及连接作用；不熟练或锯片不利而反复锯骨，致断端缝隙过大，颧弓内收时两断端不能连接；截骨断面的角度过度侧斜，超过 90°，导致断骨后外侧颧弓很容易陷入颧骨的深面；后期绷带过紧或强力压迫。

（2）处理：手术中发现存在颧弓不稳定、凹陷时可以扩大手术切口，用前述方法将游离颧弓下方的骨膜及肌肉向内上方向固定于颧骨或骨膜、肌肉处即可；对术后两周内出现的轻微凹陷，可以尝试用专用剥离子从口内上挑颧弓使其复位，并用可吸收线从皮肤外缝合固定（导引针的方法）。无效时则行开放手术，暴露断骨面，缝线固定即可；超过术后 1 个月后的凹陷，建议等 3 个月后行填充术。填充效果比较好的方法有两种：一种方法是脂肪填充，一般单侧需要 5mL 左右，除在凹陷处皮下填充外，还应该在颧弓的下方窝内注入脂肪，起到颊脂垫的效果；另一种方法就是使用人工材料，效果明显也无创伤。目前效果好且持久的就是使用爱贝芙，由于此填充剂含有微球，注射后的硬度比较好。

第十三节　颧弓缩小面部轮廓整形美容经验

面部轮廓整形美容包含颧弓整形、下颌角整形和颏整形等。近年来，该技术在中国发展较快。本节重点论述颧弓缩小面部轮廓整形美容经验。

上海第九人民医院于 1993 年开展眶颧美容整形临床医疗，1994 年进行颧弓缩小美容整形（改良 Beak S.M.技术）。1994 年在上海召开的中华整形外科学会第二次全国学术交流，Ma CHAc D.、David D. 等参会。有专家在大会总结中提出："用整形外科、显微外科、颅颌面外科技术发展面部轮廓整形的面部轮廓外科及发展以眶缩小、扩大、移位、再造为目的的眶颧外科，是中国整形外科有广阔前途的发展方向。"1995 年，该两项研究和实践，以及相应的数字医学在颅面整形外科中的应用研究，成为上海第九人民医院整形外科发展项目的一部分，该学科成为"上海市医学重点学科"和国家医科大学"211 工程项目"的资助项目。

1993 年起始的眶颧外科和面部轮廓美容整形实践，至今已在临床上积累数百例颧弓缩小和眶颧整形美容案例，带教了多名博士研究生，有数十名年轻医生和进修医生参加过手术，有关经验多人多次在国内外进行学术交流或手术示教。有关的国内外部分经验介绍如下：

在颧弓缩小面部轮廓美容整形实践中，Baek S. M. 在 1991 年报道了颧弓缩小整形技术。手术取头颅冠状切口，进行颧骨截骨上移颧弓缩小，并报道了 90 余例临床经验，其创新成果为东方人的面部轮廓美容整形留下宝贵经验。其技术要点如下：

（1）以头颅面外科冠状切口手术，切口隐蔽。

（2）手术暴露良好，颧弓缩小手术设计容易操作。

（3）截骨改形后固定牢固和准确，颧弓缩小明显。

（4）在无菌下操作，手术出血容易准确控制。这是世界上首次报道的一种安全有效的颧弓缩小整形。

操作技术：常规做冠状切口，眶外侧壁颧骨截骨，颧骨明显肥大外展者加眶外下直角三角形截骨，将截骨的颧骨体旋转上移，直角三角形截骨片，移植到上提的颧骨与眶外侧缘之间，达到颧弓缩小、颞部凹陷填充、面部轮廓美容整形的效果。对于 25 岁以上的求美者，在有需求和充分沟通后，同时完成骨膜下面部年轻化治疗。

一、面部轮廓双苹果弧美学再造设计

（一）骨结构再造

颧骨缩小，使整形后的颞、颧、颊部分骨结构弧类似于苹果弧形，将鼻侧、颧、耳前点弧塑造成形似冠状面苹果侧面弧，使方形和菱形的面部轮廓改造成苹果弧形态，改善面部轮廓，减少骨性质感。

（二）通过截骨植骨

截骨纠正颧弓凸出，形成低平颧弓，对于截骨后眶外侧缘凸出部分予以磨削，矫正颧弓缩小后颧眶结合部台阶样畸形，并利用颧骨内下缘三角形植骨，移植到眶外侧缘上部，使重建的颧弓向上、向后旋转，形成颧眶区苹果弧样结构，并填补颞部凹陷。

（三）软组织提升，苹果弧美学再造

颧弓缩小后颧颊部软组织松垂，张力降低，向上、向后提升——剪力提升，因此提升颧、颊部软组织复合体，并增加颧、颊部软组织复合体结构张力，再造颧、颊区苹果弧的形态。

（四）面部组织剪力向上、向后提升，使面部年轻化

将颞、颧、颊弧塑造成形似苹果横面弧，从鼻侧、颧，到耳前点弧塑造成形似冠状面苹果侧面弧，方形和菱形的面部轮廓成为苹果弧形态。

二、颧骨旋转上移颧弓缩小术——面部轮廓整形美容年轻化手术

（一）手术步骤和要点

（1）气管插管全身麻醉。

（2）头部发际内 2～2.5cm 冠状切口，从一侧耳前到耳上发际内向后做一三角切口，转向顶部，延伸到对侧耳前。

（3）在颞窝上进入颞深筋膜表面，分离眶外侧颞窝骨膜下，延伸到颞窝前外侧颧骨深面入骨膜下分离。

（4）在颧弓、颧骨体和颞窝骨膜下分离。

（5）在额部帽状筋膜表面分离，进入眉弓下方，入骨膜下分离，必要时凿断眶上孔下缘骨桥，入上眶腔和外侧眶腔骨膜下分离 0.5～1cm（限于 25 岁以上）。

（6）在颧弓关节结节前方和颧骨颞窝外侧 0.5cm 及上颌骨结合处用微型来复锯，水柱降温，垂直截骨。

（7）如果颧弓明显肥大和外展者，在颧弓下方的上颌骨结合处，加一截骨为直角三角形骨片，缩小面部轮廓横径，但要防止损伤上颌窦。

（8）将截下的颧骨向上、内后旋转，在眶外侧缘插入直角三角形骨片，骨结合处的不平部分予以磨平，使移植颧骨有效后旋，填充凹陷颞窝，用钢丝或微型钢板螺丝钉固定。

（9）将头皮向上、向后牵引，切除多余的松弛头皮，置引流管，缝合头皮。

（二）病例

1.病例一

女性，25 岁，1994 年入院，职业为医生。强烈要求改变方形面孔，要求整形美容。按照颧骨上移颧弓缩小的手术步骤进行手术，术后颧弓缩小，面部美化和年轻化。

2.病例二

女性，35 岁，外观约 50 岁外貌。1995 年入院，方形面孔，面容老化，因家庭婚姻挫折，坚决要求整形美容，做颧骨截骨，上移，向内、后旋转，同时做额、眶骨膜下面部提升手术。手术后颧弓缩小，面部美化和年轻化。手术后面部轮廓呈长圆形，显得和悦、亲切，同时面部明显年轻化，手术前后相比，几乎年轻了 20 岁。

三、口腔入路颧骨磨削颧弓缩小术

颧骨磨削面部轮廓整形美容术由上唇颊沟入路，进行颧骨磨削。该手术于 1995 年前后设计和实践。

（一）手术步骤和要点

（1）手术前做全身准备和清洁口腔。

（2）气管插管全身麻醉或局部麻醉。

（3）拉钩牵张暴露上颊沟，切开上颊沟，暴露颧骨、颧弓和上颌骨外侧缘。

（4）在眶外侧颧弓突出处匀称磨削颧骨上下，磨削骨面厚度为 3～4mm，谨防过度磨削。

（5）仔细冲洗颧骨表面，缝合黏骨膜。

（二）病例

女性，27 岁，面容俏丽，皮肤嫩白，唯颧弓凸出影响镜面效果，要求做颧弓缩小整形美容。在全身麻醉下手术，按口腔入路颧骨磨削颧弓缩小术过程操作。手术后颧弓凸出得以改善，在左右斜位时对比，颧骨凸出得到明显改善。

四、颧骨旋转上移颧弓缩小术——面部轮廓整形美容合并下颌角缩小

（一）病例一

演艺人员，21 岁，要求矫正方形面部轮廓。做颧骨弓缩小手术，但是没有做直角三角形截骨，没有做骨膜下面部年轻化手术，同时做下颌角口内切口缩小。

（二）病例二

女性，20 岁，要求矫正方形面部轮廓。做颧骨弓缩小手术，没有做直角三角形截骨，没有做骨膜下面部年轻化手术，同时做口内切口下颌角缩小。

五、颧骨旋转上移颧弓缩小术——面部轮廓整形美容合并下颌角缩小加面部年轻化手术

病例：女性，42 岁，方形面部轮廓，要求颧骨弓缩小和下颌角外展形态矫正。在全身麻醉下，做颧骨弓缩小，同时做口内切口下颌角外板切除术，上半面部骨膜下年轻化提紧。

第七章
颅颌面双侧不对称畸形的整形

第一节　面部不对称畸形的常见原因

导致面部不对称畸形的原因有很多，总体上可分为两大类：一类是因单侧面部发育不良或萎缩造成的面部不对称畸形；另一类则是因一侧发育过度造成的患侧肥大。此外，外伤后也可造成面部的不对称，因颅颌面创伤后畸形属于单独的范畴，本章不做进一步阐述。

一、单侧颜面发育不良或萎缩

（一）先天性

许多先天性畸形可导致一侧面部发育不良，最常见的是半侧颜面短小畸形，该畸形临床表现具有多样性和复杂性，常常累及以耳、上颌、下颌为中心的颅面骨骼、肌肉、软组织、面神经及外耳等多个解剖部位和美容单元，并可以向上累及颅底、颞骨、颧骨和乳突等，其中以单侧下颌骨发育不良和扭曲最为突出，严重影响患者的面容及咬合功能。下颌骨发育不良中以下颌升支的发育不良和短小最为常见，以下颌升支的缺损和颞颌关节髁状突的缺损最为严重，同时患侧的上颌骨发育不良而显短小，垂直高度变短，磨牙萌出延迟。

（二）获得性

以进行性半侧颜面萎缩最为常见，是一种以单侧皮肤、皮下组织及骨结构进行性萎缩为特征的后天获得性面部畸形。病损主要涉及半侧颜面组织，轻者导致患侧面颊凹陷，双侧面部不对称。严重者上、下颌骨发育不全，导致咬合面倾斜和颏部偏斜，眼球凹陷，视力减退或致盲，造成面容严重毁损。

（三）医源性

儿童期面部肿瘤切除后放疗，可导致患侧骨及软组织发育不良，常见的如儿童视网膜母细胞瘤切除后的放疗，可造成患侧颞骨、眶骨、颧骨、上颌骨发育不良以及眼睑和结膜囊的畸形。面部浅表血管瘤的放射治疗也可造成患侧的骨及软组织发育不良。

二、单侧颜面发育过度

单侧颌骨肥大（HFH）是以一侧颜面肥大性改变为特征的综合征，可造成患侧颌面骨过度发育及表面软组织肥厚。

此外，单侧面部肿瘤，如颅颌面骨纤维异常增殖症及面部淋巴血管瘤也可导致一侧上、下颌骨的肥大，造成不同程度的面部畸形。

第二节　面部不对称畸形的检查诊断

如上所述，导致面部不对称畸形的原因有很多，根据病史及查体，可做出初步诊断。由于面部不对称多涉及面部软组织、骨组织，不对称的部位可位于眶、上下颌骨、颞下颌关节等重要功能部位，全面的检查对进一步明确诊断和手术设计非常重要。

一、体格检查

患者取端坐位，平视前方，在光线良好的条件下观察面部的整体情况，并摄取正位、仰头位及左右45°斜位和左右侧位照片。咬合面偏斜者，可让患者咬一直尺或压舌板，记录咬合面的倾斜情况。

二、影像学检查

颅颌面不对称畸形多涉及颅面部骨骼，影像学检查对畸形的诊断、测量以及术前设计尤为重要，并可作为手术效果对比、骨骼发育追踪随访的重要依据。传统的X线检查仍是目前最常规和有效的检查手段，常用的包括头颅定位正侧位X线片、下颌骨曲面断层片等，用于术前的头影测量、观察下齿槽血管的位置及走行，了解畸形骨骼的发育情况，是否有隐匿性的颌骨病变，确定牙齿牙根位置，为手术截骨设计提供重要的参考。

近年来，三维CT已被广泛应用于颅颌面畸形的诊断。与普通X线检查相比，三维CT具有直观、全面的特点，可多方位、多角度地了解颅面骨骼的整体情况，对研究分析骨缺损、骨发育不良具有一定的参考价值，但在截骨设计时，需要与X线片结合考虑。三维CT目前最大的优势是通过数据的采集，导入相应的软件进行测量、模拟手术设计、制作三维模型及个性化修复体或相应的截骨导板用于指导手术，使得手术更加准确及简化。

三、数字化外科在颅颌面不对称畸形诊疗中的应用

数字化外科是当今外科学领域的热点之一，包括数字化精确测量、建立数字化疾病模型、CAD/CAM技术对手术方式进行设计和指导、虚拟手术技术对手术过程进行模拟和评估、RP技术设计制作个性化修复体、计算机导航技术等。由于其对颅颌面外科的治疗方案的选择、制订具有重要作用，现正逐步成为颅颌面外科研究的热点。通过以上取得的相关颅颌面畸形数据，进行三维数字化模型的建立，尤其对解剖结构极度变异、扭曲的颅颌面畸形进行全面评估，能够选择合理的手术入路及方式。在三维数字化模型上进行计算机虚拟手术，能够对手术方式、结果进行评估和预判，选取最佳的手术方式。利用计算机导航技术等"有的放矢"地进行手术矫正，增加了手术的精确度和准确度，减少了手术时间和风险，对更加准确、合理、有效地治疗颅颌面畸形，尤其是复杂的颅颌面畸形具有重要意义。

（一）颅颌面不对称畸形的三维测量

对于复杂的颅颌面不对称畸形来说，三维立体测量要比二维的影像学测量更能全面反映畸形的真实情况。三维立体摄影和三维激光扫描可以对软组织的情况进行精确的重现，而对于骨组织的测量最常用和更为准确的就是三维CT重建影像。就三维CT测量而言，目前国际上没有如同头颅定位X线头影测量那样的统一标准可以遵循，因此，在测量时需要针对每例患者设定个性化的参考点和参考面，以便于手术设计和术前、术后对比。也有研究利用工业设计软件以寻找对称平面的方法确定矢状面和鼻根点作为标准三维坐标系，利用镜像对称原理来测量诊断面部左右不对称畸形。

通过分析测量点的三维坐标值可直接判断对称情况，而不需要复杂的数学运算。将术前、术后的坐标系完全统一，就可以直接读取术前、术后的数据加以对比分析，也不需要复杂的转换计算，每一例患者的所有时间点数据都可以直接测量和统计分析。

（二）快速成型技术的应用

快速成型技术（RP）出现于20世纪80年代中期的美国，它集成了计算机辅助设计（CAD）、计算机辅助制造（CAM）、数控技术、激光技术和材料技术等现代科技成果，

是先进制造技术的重要组成部分。快速成型技术采用离散/堆积成型原理，根据三维 CAD 模型，对于不同的工艺要求，按照一定的厚度进行分层，将三维数字模型变成厚度很薄的二维平面模型；再将数据进行处理，输入加工参数，产生数控代码，在数控系统控制下以平面加工方式连续加工出每个薄层，并使之黏结而成型。实际上就是基于"生长"或"添加"材料原理，一层一层地离散叠加，从底到顶完成零件的制作过程。RP 技术在面部不对称畸形中的应用主要包括以下几个方面。

1. 提供用于诊断和医患沟通的三维实体模型

利用患者的 CT、MRI 扫描结果，在术前应用快速成型技术制造三维立体模型，可为医生提供可视可触的患者病变结构，清晰而正确地表现病变或畸形部位的所有细节，可进行精确的三维测量和准确的临床诊断。同时可用于医生之间、医患之间的交流沟通。模型与真实个体之间的误差主要由 CT 及相应软件对特定组织选择的精度决定，但目前 RP 技术制作的三维头颅骨骼模型和真实数据之间的误差已经很小，在诊断和设计手术方案时可以忽略。

2. 为复杂手术提供演练模型

RP 技术在医学上的应用最初和最主要的用途就是用于复杂颅颌面畸形的手术规划中。由于颅颌面骨骼解剖关系复杂，不同个体颅颌面骨骼的大小形态又存在一定差别，邻近组织器官都极为重要，因此实物模型的术前模拟对保障手术治疗效果和降低手术风险具有非常积极的意义。通过实体模型的模拟，可以明确截骨移动后的情况，估计需要自体骨移植的大小。

3. 个性化植入体的设计制造

在面部不对称畸形的修复重建中，除通过截骨或牵引成骨技术调整面部骨骼外，个性化的修复体置入是重建面部对称性的另一个重要手段。颅颌面个性化修复假体支架，包括金属材料和 CHA 材料等已广泛应用于临床医学的各个方面。通过术前个性化植入体，可明显提高手术的精确性，减少手术时间，提高手术效果。

4. 制造手术导板和材料模具

与个性化植入体的设计过程相似，利用数字化技术和 RP 技术可以设计个性化手术导板，通过导板实现手术设计与手术操作的无缝衔接。

第三节　面部不对称畸形的治疗要求

颅颌面双侧不对称畸形，畸形轻重程度不等，涉及软组织和骨组织的治疗。需根据患者的具体情况，合理设计个性化手术方案，综合运用整形及颅颌面外科的技术来整形重建。

一、软组织修复

对轻至中度面部软组织萎缩凹陷，自体脂肪颗粒分次注射填充是目前国内外广泛应用的一种方法，其主要优点是自体组织移植、手术简单、创伤小、术后远期不会发生移植组织的下垂。其缺点是注射移植的脂肪颗粒要发生部分吸收，需要反复注射填充 2～3 次才能达到理想的效果。面部的某些特殊部位，如颏唇部，自体脂肪颗粒分次注射填充不能成活，可采用自体真皮游离移植填充以矫正局部凹陷畸形。

严重面部软组织萎缩无法行脂肪注射填充者，则应采用吻合血管的游离组织移植。该方法的主要优点是提供的组织量大，缺点是手术相对复杂，创伤较大，而且远期移植的组织瓣下垂是该方法很难克服的缺陷，需要反复多次的修整。目前常用的组织瓣包括股前外侧筋膜脂肪瓣、肩胛筋膜脂肪瓣等。

二、面部骨性支架的重建

面部中、下 1/3 骨骼支架的重建应以咬合关系是否正常作为手术方案确定的重要参考。根据咬合面的偏斜情况，制订合理的手术方案。

（一）轻度颧骨、下颌骨发育不良，咬合关系基本正常者

（1）健侧颧骨截骨降低、下颌骨外板去除术。

（2）患侧颧骨及下颌骨植骨或人工材料置入。

（3）颏部截骨整形术等对面部外轮廓进行重塑，力求达到颏部位于正中，双侧面部对称。

（二）上、下颌骨发育不良伴咬合面倾斜者

首先应该矫正咬合平面，调直面部中轴线，常用的方法包括上颌骨 LeFort I 型截骨旋转、下颌骨矢状劈开截骨旋转和颏部截骨移位，然后二期调整面宽，进行外轮廓的整形。

（三）严重咬合平面倾斜者

同期行上颌骨 LeFort I 型截骨和下颌骨矢状劈开截骨旋转矫正颌平面偏斜往往比较困难。此类患者最好先行下颌升支及体部牵张延长术，矫正下颌骨畸形，调平咬合平面，然后二期行上颌骨 LeFort I 型截骨旋转下降，如此方能取得良好的左右对称效果。

第四节 牵引成骨技术在矫正颌骨偏斜中的应用

自 1992 年 MacCarthy 首先将骨牵引成骨技术（DO）应用到半面颜面短小畸形患者的下颌骨延长以来，DO 技术已被广泛应用在颅颌面外科领域。与传统的正颌外科技术相比，牵引成骨技术的最大优点在于，骨牵引过程中，不但使发育不良的颌骨得以延长，最重要的是同时使周围的软组织，包括肌肉、神经、血管等得到延长，明显地改善了手术效果，并被认为可降低术后复发率。就偏颌畸形的矫正而言，总体上可分为儿童偏颌畸形的矫正和成人偏颌畸形的矫正。儿童偏颌畸形多见于各种先天性原因导致的一侧下颌骨发育不良，以半侧颜面短小畸形最为常见，将在相关章节进行详细讨论，本节重点讨论牵引成骨技术在矫正成人偏颌畸形中的应用。

成人下颌骨牵引延长后的主要问题之一是牵引后咬合关系问题，对伴有严重下颌骨偏斜的患者，调平颌平面、重建良好的咬合关系是手术的关键所在，并直接影响到手术效果。

对于替牙期儿童患者而言，下颌骨牵引后的咬合关系可通过患侧下颌骨的生长、牙齿的萌出得以自我调整，必要时辅以正畸治疗使咬合得到进一步改善。对成人而言，为获得水平的咬合平面和良好的咬合关系，Oritz-Monasterio 等于 1997 年报道了采用单个下颌骨延长器同时牵引上、下颌骨的方法治疗半侧颜面短小畸形。

手术在行下颌骨牵张延长时，同时行不全上颌骨 LeFort I 型截骨，然后进行颌间结扎，在行下颌骨延长时，上颌骨同时得以牵引下降。该方法的主要优点是手术一次完成，可避免牵引后咬合关系的错乱。但不难看出，其主要缺点是牵引过程中需要长时间的颌间结扎，直接影响到患者的进食、语言、口腔卫生护理，给患者带来很大的痛苦，影响患者的正常生活，很难为患者所接受。

考虑到颌间结扎所带来的上述问题，Scolozzi 等于 2006 年采用两个延长器同时行上、下颌骨牵引的方法。手术同时行上颌骨 LeFort I 型截骨和下颌骨水平或斜行截骨，然后，于上颌及下颌分别安置牵引器，进行

同期牵引。

上述上、下颌骨分开同期牵引尽管避免了颌间结扎带来的诸多不便，但对各自的牵引向量提出了更高的要求，很难保证牵引完成后能达到良好的咬合。

基于上述问题，提出了一期下颌骨牵引，二期配合正颌外科手术的方法矫治成人严重颌骨偏斜畸形。主要考虑到患侧软组织、肌肉纵向缩短，下颌旋转下降受软组织牵拉，张力较大；且下颌发育不良，下颌升支骨质较薄，容易发生意外骨折。故一期在下颌骨适合安装延长器，二期再行 LeFort I 型截骨，下颌骨延长器取出。手术具体步骤及方法如下。

一、一期手术

术前拍摄头颅正侧位、下颌全景 X 线片，了解患侧下颌骨及颞下颌关节的发育情况，测量双侧下颌骨差异。采用三维 CT 重建，将数据导入 Mimics 或 Surgicase 软件进行手术模拟设计，确定截骨线的位置、牵引向量以及拟牵引的长度（图 7.1）。

一期手术为口外入路内置式牵引器置入术。手术采用口外入路，其主要优点在于：

（1）截骨线设计、牵引方向的确定，以及延长器的安置更加方便。

（2）由于不与口腔相通，避免术区感染或慢性炎症发生，保证了新骨的形成。

（3）允许患者较长时间留置延长器，而不影响日常生活和工作，以增加新生骨的稳定性。

经下颌下缘一横指处设计与下颌缘平行的长约 3cm 的斜行切口，切开皮肤、颈阔肌，注意勿损伤面神经下颌缘支，显露下颌角部分下颌体及升支下份。将预先制作的截骨导板卡入相应部位，小裂钻标记截骨线，在设计的截骨线处，用牙科钻磨透外板和下牙槽神经管两侧的内板，注意保护下牙槽神经血管束，仅保留神经管深面的内板。最后在神经管两侧的骨间隙中分别置入凿子，通过缓和的指力反向的旋转造成神经管深面的内板骨折，这样，截骨线处骨质完全被截断，但下牙槽神经能完整地保留下来。在截骨线两侧放置颌骨延长器。术后 7 天开始骨延长，牵引速度为 1mm/d，牵引频率为每天 3～4 次，延长结束后，延长器保留 6 个月左

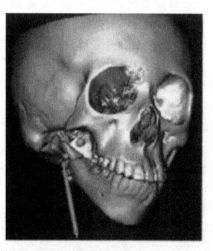
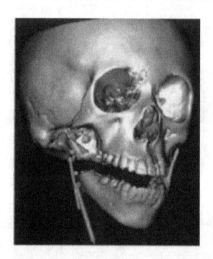

A   B

图 7.1 数字化外科模拟设计，确定截骨线的位置、牵引向量以及拟牵引的长度。A. 牵引器放置及截骨模拟。B. 牵引向量及长度模拟。

右，以保证新生骨的成熟稳定。

通过一期下颌骨牵引，下颌升支以及周围短缩的软组织得以同期延长，下颌颌平面由倾斜调整至水平，同时，由于下颌骨的下降，在患侧造成了一个后开颌，为二期上颌骨的截骨下降提供了空间。

二、二期手术

二期手术于一期手术后 6 个月左右进行。术前复查 X 线片及三维 CT，观察新骨形成情况。取牙颌模型，制作咬合导板。

采用经典上颌骨 LeFort I 型截骨，将上颌骨旋转、下降、关闭后开颌，放置咬合导板，并行暂时性颌间结扎，采用小钛板行上颌坚强内固定。

为保证上颌骨截骨下降后骨质愈合，可采用自体髂骨或健侧下颌骨外板置入截骨后的间隙并妥善固定，其主要作用在于桥接骨断端，以保证骨质愈合、维持上颌截骨下降后的稳定性、增加患侧上颌骨的骨体积、增加患侧的丰满度。

经原口外切口入路取出延长器，并对切口瘢痕予以修整。颏部仍遗留偏斜或形态位置不佳者，同时行颏成形调整。

在矫治严重偏颌畸形时，通过下颌骨牵引成骨可增加下颌升支的高度，但由于患侧下颌骨的厚度没有解决而往往遗留下面部的不对称畸形。针对这种情况，在取出延长器的同时，可采用自体健侧下颌骨外板移植到患侧，在增加患侧宽度的同时，又缩窄了健侧的宽度，能有效改善下面部宽度的不对称性。另外一种方法是采用 Medpor 置入，同样能明显改善患侧的宽度。

索 引

参考文献

[1]（韩）朴尚勋.面部骨骼轮廓整形术实践指南[M].张笑天，张立天.上海：上海科学技术出版社，2019.

[2]（美）艾拉·D.帕佩（Ira D. Papel）.面部整形与重建外科.江华.济南：山东科学技术出版社，2019.

[3]（韩）徐万群.亚洲人鼻整形术.北京：北京大学医学出版社，2015.

[4]（德）汉斯·贝雷博姆（Hans Behrbohm）.鼻整形修复与重建：手术操作及实例演示.何栋良.沈阳：辽宁科学技术出版社，2019.

[5]（美）约翰逊·B.特贝茨（John B.Tebbetts）.初次鼻整形[M].牛永敢，王阳，斯楼斌，孔晓.北京：人民卫生出版社，2019.

[6]牛永敢，孔晓，王阳，斯楼斌.鼻整形应用解剖学[M].北京：人民卫生出版社，2019.

[7]Bahman Guyuron.鼻整形术[M].刘彦军.北京：北京大学医学出版社，2017.

[8]杜建龙.面部整形美学设计[M].北京：中医古籍出版社，2020.

[9]李平珍，王艳芬，董玉洁.微创面部整形技术[M].长春：吉林科学技术出版社，2019.

[10]邵祯.面部轮廓整形手术图谱[M].北京：人民军医出版社，2015.

[11]（美）史蒂芬·珀金斯（Stephen Pekins）.Thomas面部美容整形：鼻整形[M].北京：人民卫生出版社，2017.

[12]王炜，徐靖宏.整形美容外科手术失误及处理[M].昆明：云南科技出版社，2017.

[13]艾玉峰，柳大烈.面部轮廓整形美容外科学[M].杭州：浙江科学技术出版社，2015.